新生儿听力与基因联合筛查330问

330 Questions for Newborn Hearing Concurrent Gene Screening

审阅 **韩德民** 主编 **王秋菊**

顾问 **李兴启 倪道凤 卜行宽**

人民卫生出版社
PEOPLE'S MEDICAL PUBLISHING HOUSE
·北京·

图书在版编目（CIP）数据

新生儿听力与基因联合筛查 330 问 / 王秋菊主编 . --
北京：人民卫生出版社，2021.3
ISBN 978-7-117-31210-3

Ⅰ.①新… Ⅱ.①王… Ⅲ.①新生儿 – 听力测定 – 问
题解答 Ⅳ.①R764.04-44

中国版本图书馆 CIP 数据核字（2021）第 028634 号

人卫智网	www.ipmph.com	医学教育、学术、考试、健康， 购书智慧智能综合服务平台
人卫官网	www.pmph.com	人卫官方资讯发布平台

新生儿听力与基因联合筛查 330 问
Xinsheng'er Tingli yu Jiyin Lianhe Shaicha 330–Wen

主　　编：王秋菊
出版发行：人民卫生出版社（中继线 010-59780011）
地　　址：北京市朝阳区潘家园南里 19 号
邮　　编：100021
E - mail：pmph @ pmph.com
购书热线：010-59787592　010-59787584　010-65264830
印　　刷：三河市宏达印刷有限公司（胜利）
经　　销：新华书店
开　　本：710×1000　1/16　印张：16
字　　数：215 千字
版　　次：2021 年 3 月第 1 版
印　　次：2021 年 3 月第 1 次印刷
标准书号：ISBN 978-7-117-31210-3
定　　价：68.00 元

打击盗版举报电话：010-59787491　E-mail：WQ @ pmph.com
质量问题联系电话：010-59787234　E-mail：zhiliang @ pmph.com

篇主编

第一篇：王秋菊　兰　兰

第二篇：刘海红　黄丽辉

第三篇：关　静　王洪阳

第四篇：郗　昕　孙喜斌

编　者（按姓氏笔画排序）

丁海娜	于　澜	于黎明	马芙蓉	王　卉	王　璟	王大勇
王秋菊	王洪阳	史　伟	兰　兰	曲春燕	刘海红	关　静
孙喜斌	杜　莉	李　进	李　倩	张　娇	张　静	张亚梅
张梦茜	陈之慧	陈艾婷	陈晓巍	周　娜	赵立东	赵亚丽
郗　昕	洪梦迪	黄丽辉	商莹莹	梁　巍	梁思超	谌国会
韩　冰	谢林怡	熊　芬	潘　迎	冀　飞		

编写秘书　史　伟　张　娇

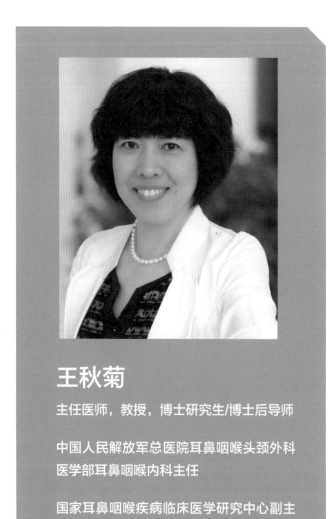

王秋菊

主任医师，教授，博士研究生/博士后导师

中国人民解放军总医院耳鼻咽喉头颈外科医学部耳鼻咽喉内科主任

国家耳鼻咽喉疾病临床医学研究中心副主任，全军耳鼻咽喉研究所所长耳内科疾病诊治与聋病遗传咨询知名专家，创立了我国耳内科学亚专科。专注于新生儿听力筛查、儿童听力诊断、突发性聋、听神经病、遗传性听力损失、特发性耳鸣、大前庭水管综合征、免疫相关内耳病、老年性听力损失、血管性耳鸣、偏头痛等疾病的临床诊断与内科治疗。在新生儿听力与基因联合筛查、聋病遗传机制与新致病基因的发现、聋病遗传咨询、第三代试管婴儿阻断遗传性听力损失、聋病三级预防方面亦有较深造诣。

社会兼职 |

国际耳内科医师协会主席

国际耳内科医师协会中国分会创始主席

中国医疗保健国际交流促进会耳内科学分会主任委员

中华医学会耳鼻咽喉-头颈外科学分会耳科学组副组长

中国医师协会耳鼻咽喉科医师分会耳内科学组组长

中国老年医学会耳科学分会常务副会长

2020 年是人类历史上充满磨难和不确定的一年,突如其来的新型冠状病毒肺炎的肆虐和流行侵蚀着人类的生命,数以千万计的人们经受着对病魔的恐惧。当曾经繁忙的工作和生活,突然被按下了暂停键,我们终得以反思和回想一直以来作为白衣天使为人类健康不懈努力的点点滴滴。作为医者,我们的工作和生活是辛苦和劳碌的,但同样也是充实和快乐的。曾几何时,那些难以解决的病痛,那些难以阻断的"幽灵",在我们的不懈努力下,一点一点得以化解和攻克。曾几何时,我们从不知到知之,从无措到有措,从迷茫到清晰,从盲目到精准,正如现在我们呈现出的这本一问一答形式的《新生儿听力与基因联合筛查 330 问》。

本书的前身——《新生儿听力及基因联合筛查 330 问》于 2012 年出版,其编写初衷源于 2003 年北京市卫生局倡导全面开展新生儿听力筛查之时,急剧涌现的来自家长们的诸多问题和困惑。于是我们将日常遇到的问题和需求总结成深入浅出、通俗易懂的问答形式书籍,以期达到满足临床实际需求、授业解惑之功效。该书的编写凝集了从 2004 年到 2012 年这八年的实践积累。而本次修订而成的《新生儿听力与基因联合筛查 330 问》则见证了 2012 年到 2020 年这八年来新生儿听力与基因联合筛查的飞速发展:新生儿听力及基因联合筛查理念的成功与模式的成熟,联合筛查理念在国内的广泛推广,并得到了国际上的广泛认同。在此基础上,我们完善更新书中文字内容,增加了 95 幅充满童趣的插画,图文并茂地把本书内容完美地呈现出来。

书写这篇前言之时,我不禁感慨万千,脑海中不断浮现出过去 16 年来曾经付出的努力和智慧,曾走过的万水千山。我清晰地记得在 2006 年,我在英国 Sanger 研究所进行合作研究时关于进行新生儿大规模基因筛查的独立思考。记得在租住的维多利亚时代的古老房屋中,我与一个非医学专业的室友探讨新生儿听力与基因联合筛查的设计和构想。记得 2006 年 10 月 11 日,我刚刚从伦敦回到北京之时马上邀请兰兰、赵亚丽与我一同设计联合筛查卡片的情景。记得经过夜以继日的准备,于 2007 年 3 月 2 日在 301 医院启动"华夏万名新生儿听力拯救项目"的情景,感谢听力发展基金会陶斯亮女士的支持,该项目同时也得到了华夏慈善基金会王兵先生的资助而开启了 10 000 名新生儿听力与基因联合筛查的预实验及临床实践。记得在 2007 年 11 月我和韩东一教授在《中华耳鼻咽喉头颈外科杂志》发表了题为《新生儿聋病基因筛查实施方案与策略研究》的论文,其以 460 例新生儿联合筛查的数据,探讨在广泛开展的新生儿听力筛查中进行聋病基因步筛查的可行性和实施方案与策略,以弥补新生儿听力筛查的不足和局限,并倡导进行广泛的新生儿听力和基因的同步筛查工作,该文于 2008 年获得中国科协科技期刊论文一等奖,展现了学界的独特视角和前瞻眼光。在此,请允许我特别感谢《中华耳鼻咽喉头颈外科杂志》的各位同仁对本文的推荐,使其可以荣获科技期刊论文一等奖,这是国内外第一篇关于新生儿听力与基因联合筛查的文章,并且它首先以中文形式发表。在此文中我首先定义了新生儿听力与基因联合筛查,其是指在广泛开展的新生儿听力筛查的基础上融入聋病易感基因分子水平筛查,在新生儿出生时或出生后 3 天内进行新生儿脐带血或足跟血采集来筛查聋病易感和常见基因,筛查策略上亦包括普遍人群筛查和目标人群筛查。2009年,我们与中国听力发展基金会陶斯亮女士合作启动了"爱尔启聪中国行"项目,首站为甘肃省,在该项目郭玉芬教授的领衔下进行。甘肃省的联合筛查模式进一步验证了新生儿听力与基因联合筛查的必要性。2011 年,我们首先在 11 个省份(北京、甘肃、广西、广东、河南、湖北、重庆、云南、福建、辽宁、新疆)完成了 14 913 例的前瞻性多中心新生儿听力与基因联合筛查,结果发现 *GJB2* c.235delC、*SLC26A4* c.919-2A>G 和 *MTRNR1* m.1555 A>G 的突变检出率累计为 2.05%(306/14 913)。证明这种新的联合筛查模式可以第一时间发现患者,第一时间发现病因,第一时间发现致病基因携带者,并呈现了联合筛查的六种结果解读模式,提高了听力诊断与干预随访的靶向性和准确性。

2019 年,是新生儿听力筛查领域不平凡的一年。我们最先倡导的新生儿听力与基因联合筛查的理念与实践,得到了国际上的广泛关注和认可。来自中国的多篇大数据文章报道,进一步证实新生儿听力与基因联合筛查的理论与实践的重要价值,也使国际同行聚焦和关注中国新生儿听力与基因联合筛查的模式及实践。中国新生儿听力与基因联合筛查项目在不断的实践和发展中逐渐走向成熟,已经成为具有示范性的规模化防控模式。在规模化新生儿听力与基因联合筛查领域,中国聋病防控新模式走在了国际领先行列。2020 年,《新生儿听力与基因联合筛查的理论与实践》荣获第四届中国出生缺陷干预救助基金会科学技术奖科技成果一等奖。

医学发展日新月异,新生儿听力与基因联合筛查也得到不断发展。在新证据、新理念、新技术不断涌现的现在,新生儿听力与基因联合筛查领域也不断涌现出新的研究热点,这些热点包括:我国地域差异较大,如何进一步推广规范化的新生儿听力与基因联合筛查?目前新生儿听力与基因联合筛查的假阴性率是多少?如何改善新生儿听力与基因联合筛查的阳性预测价值?如何完善新生儿听力筛查的随访工作以及相关数据的统计分析，如何进行系统精确的卫生经济学评估？如何制定并推广相应的指南共识？如何提高遗传性听力损失的基因测序数据的分析效率？如何进一步实现基因筛查位点的优化筛选方案？如何将巨细胞病毒的筛查（CMV）加入现有的新生儿听力与基因联合筛查体系中，开展同期联合筛查？由于尿、唾液、脐带血作为样本各有利弊，筛查 cCMV 的最佳样本究竟如何选择？新生儿人群中行通用 cCMV 和靶向 cCMV 筛查的相对优势是什么？

新生儿听力与基因联合筛查是聋病防控的一个典范，是一个里程碑性的新理念、新实践，践行了"第一时间筛查出听力异常新生儿，第一时间发现患儿的病因，第一时间发现迟发性听力损失高危儿"的理念。新生儿听力与基因联合筛查是政府的惠民工程，是决胜全面建成小康社会的重要一步。随着医学的快速发展和患者需求的提升，新生儿听力与基因联合筛查逐渐得到世界各国的认可和重视。在此背景下，仍需要广大耳科学和遗传学领域同仁们共同努力，进一步推广、应用和发展新生儿听力与基因联合筛查，方能更好地为人类的健康事业服务。

解放军总医院耳鼻咽喉头颈外科医学部
国家耳鼻咽喉疾病临床医学研究中心
2021 年 3 月　北京

本书是以问答形式编撰而成的关于新生儿听力与基因联合筛查的一本生动翔实、集科普与专业于一身的参考书,共包含四个部分:新生儿听力与基因联合筛查,与新生儿听力筛查相关的听力学检测方法,新生儿听力损失及相关疾病,听力损失干预及助听器与人工耳蜗专题。其全方位诠释了新生儿听力与基因联合筛查实施过程中所涉及的各知识点和细节。

编者倾尽二十余年时间在临床实践中破解难题、凝练精髓,汇总了:第一篇为宝宝听觉言语发育的过程、新生儿听力筛查、新生儿听力与基因联合筛查;第二篇为听力诊断中的基本概念和注意事项、声导抗检查、纯音测听检查、言语测听检查、小儿行为测听检查、耳声发射检查、听觉诱发电位检查;第三篇就新生儿听力损失、分泌性中耳炎、大前庭水管综合征、听神经病、与新生儿听力损失相关的高危因素等,分门别类地进行了系统解答和介绍;最后,第四篇就听力损失干预概述、助听器专题、人工耳蜗专题、听力损失康复专题进行了更深一步地解答。

本书旨在让读者能够充分地了解宝宝听力发育、新生儿听力与基因联合筛查,新生儿听力损失及相关疾病的预防、治疗以及出现听力问题后的处理方法,让读者能够尽可能多地从本书中了解到以往只能在医院才了解到的知识,尽可能早地发现宝宝的听力问题,从而远离耳聋,走近健康。本书既便于新生儿家长全面了解新生儿听力与基因联合筛查的问题,又可供耳科学、听力学、妇幼保健行业的专业人士阅读参考。

第一篇

新生儿听力与基因联合筛查 1

一 听觉言语发育 2

二 新生儿听力筛查 15

三　新生儿听力与基因联合筛查 44

第二篇))

与新生儿听力筛查相关的听力学检测方法 67

一 听力诊断中的基本概念和注意事项 68

二 声导抗测试 77

三　纯音测听 84

四　言语测听 95

五　儿童行为测听

六　耳声发射检测

七 听觉诱发电位检测 112

第三篇))))

新生儿听力损失及相关疾病

一　新生儿听力损失

二　分泌性中耳炎　150

三　大前庭水管综合征　156

四　听神经病　160

五　与新生儿听力损失相关的高危因素　168

第四篇))

听力损失干预及助听器与人工耳蜗专题 179

三　人工耳蜗专题 207

四　听力损失康复专题 215

新生儿听力与
基因联合筛查
330问

330 Questions for
Newborn Hearing
Concurrent Gene
Screening

第一篇

新生儿听力与
基因联合筛查

一 听觉言语发育

1. 耳朵是由哪些结构组成的?

人的耳朵由外耳、中耳和内耳三部分组成。

外耳位于头部两侧,外耳由耳郭、外耳道组成;中耳位于外耳和内耳之间,包括鼓室、咽鼓管、鼓窦及乳突四部分,鼓室中有三块相互连接的听小骨,分别是锤骨、砧骨和镫骨,每一块听小骨都只有米粒大小,是人体中最小的骨头,锤骨形如鼓槌,连接外耳的鼓膜;镫骨形如马镫,连接内耳的前庭窗膜;内耳位于鼓室的内侧,是一个复杂的弯曲管腔,分为半规管、前庭和耳蜗。

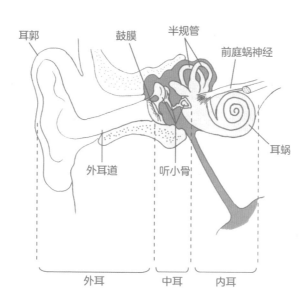

2. 人耳是如何听到声音的?

声音通过机械振动经过外耳的收集及中耳的放大传入到内耳,内耳柯蒂器(柯蒂器中的毛细胞在换能过程中起主要作用)将外、中耳传入的机械振动(声波能量)转换为电信号,电信号经过听觉神经纤维传导(中间经讨脑干、丘脑等部位更换神经元)至人的大脑皮层听中枢,听中枢接收到这种电信号后就感觉为声音,使人产生听觉反应,从而听到声音。

3. 听觉系统是什么时候形成的?

胚胎学研究证明,胚胎从第 8 周开始,神经系统初步形成,听神经开始发育;胎儿发育 5~7 个月时听觉系统基本形成,已能听到声音,并能在母体内做出相应的反应。一般而言 5 个月大的胎儿就有了听觉。6 个月胎龄的胎儿听力几乎和成人相当,外界的声音都可以传到子宫里。但胎儿对 500~1 500Hz 的声音感觉比较舒服,喜欢听节奏平缓、流畅、柔和的音乐,讨厌节奏强又快的"迪斯科",更害怕各种噪声。8 个月大的胎儿能够区别声音的种类,能听出音调的高低、声音的强弱,能分辨出是爸爸还是妈妈在讲话。凡是能透过身体的声音,胎儿都可以感知到。这些声音信息不断刺激胎儿的听觉器官,并促进其发育,听觉在人体的智力发育中起着非常重要的作用。

4. 人类听皮层发育要经历哪几个阶段?

人类听皮层发育经历 3 个阶段:

第一阶段:边缘皮层轴突开始发育,直到胚胎期 5 个月后其他皮层才可见成熟的轴突,但能否传导听觉信号尚未确定。

第二阶段:深部轴突开始发育,出生后 5~6 个月皮层膝状系统成熟，在婴幼儿早期是皮层听觉处理的补充；但此时从皮层记录到的听觉诱发电位仍未发育完全。

第三个阶段：大约 5 岁时皮层表面开始有成熟的轴突，在 12 岁或更大年龄才完全发育。听觉直至 15 岁发育完善。

5. 妈妈肚子里的宝宝听力是如何发育的？

在母亲妊娠时，宝宝的听力就开始发育了。内耳是唯一在胚胎中期就达到成人分化程度的感觉器官。

在胚胎期第3周，内耳便开始发育（如下图）：在第4~5周，前庭、耳蜗开始形成；第6周时，半规管开始发育；到第8~11周，耳蜗逐渐形成2.5圈，蜗管与前庭相连，耳蜗神经纤维也开始分布；第8周时，内耳的毛细胞开始分化；到第5个月时，感觉细胞和支持细胞发育成熟，耳蜗也明显地生长和扩大。这时宝宝的听力已经基本发育好了，在妈妈肚子里就可以听到一些声音了。

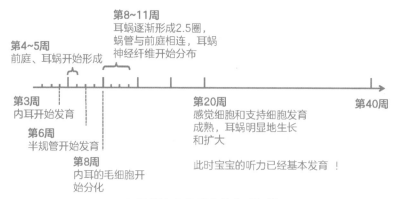

胚胎期宝宝的听力发育时间轴

6. 胎教时我的宝宝都能听见吗?

胎儿在妊娠期第24周起听觉传导通路基本建立,胎儿具备听到声音的条件,对来自外界的声音刺激产生生理性反应,如眨眼、心律加强、打哈欠和头部转向等。

妊娠27~29周胎儿的听阈约为40分贝(dB),妊娠42周后降到13.5dB,接近成人水平。但由于胎儿的环境与常人不同,他是漂浮在宫腔内的羊水中。外界传入到胎儿的声波要穿过腹壁、子宫壁和羊水,经过这些障碍,声波的强度会被减弱,一般减弱20dB左右,但是声波的频率、声调和韵律不会发生明显的改变,依旧能传送给胎儿。

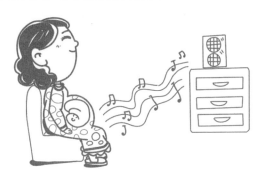

7. 妊娠期间听音乐会影响宝宝的听力吗?

孕妇听轻缓柔和的音乐,能对腹中的胎儿起到安抚作用,这对胎儿的健康发育有一定好处。每次听的时间不应过长,以15分钟左右为佳。准妈妈听音乐时,要注意选择经过优生部门鉴定的正规音乐,音量适中,并且要在室内较大的空间范围内听,不要离胎儿过近。

另外,需注意的是孕妇不要戴耳机听音乐。

8. 妊娠期间接触噪声会影响宝宝的听力吗？

妊娠期间，部分噪声（如电钻声、装修房屋的声音、地铁的声音、工作环境的噪声等）可间接干扰胎儿听觉发育，妊娠期妇女每天接触 50~80dB 的噪声 2~4 小时，便会出现精神烦闷紧张、呼吸和心率增快、心肺负担加重等症状，神经系统功能紊乱，头痛、失眠也会随之而生，甚至会出现内分泌系统功能降低，尤其是雌激素和甲状腺素分泌不足；还可能导致消化功能受损，孕妇难以获得足够的营养；身体的免疫功能也会下降，容易患病毒或细菌感染性疾病。这些都会成为导致胎儿发育不良、新生儿体重不足、智力低下、听功能降低的主要原因。

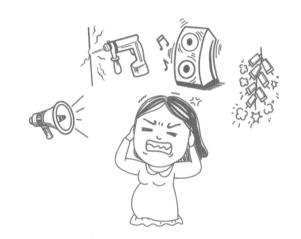

9. 宝宝刚出生时的听力情况是怎样的？

刚出生的宝宝具备与成人相当的听力，但还没有能力主动对不同大小的声音做出准确的判断和反应。当你在他的耳边摇铃或拍手时，宝宝可能会用各种动作或表情来表示他听到声音了，比如微微皱眉、惊吓反射、突然大哭，或者从哭声中突然停止等。

刚出生的宝宝对母亲的声音特别敏感，也特别喜欢听母亲的声音。哭闹时，只要母亲轻轻地哄哄、抱抱，便很快能使孩子安静下来，这要归功于"胎教"了，因为胎儿在子宫内听惯了母亲的声音，熟悉母亲的声音。听觉能使孩子接收到外界不同的声音，使感官得到丰富的刺激，对语言发育尤为重要。所以，从新生儿期就对宝宝进行适当的听觉训练，感受家人和环境的声音是非常必要的。

10. 0~3月龄的婴儿对声音反应的方式有哪些？

刚出生的婴儿对突然的声响会有惊讶反应（Moro 反射）、紧闭双眼（眼睑反射），在睡觉时对突然的声响会睁开眼睛（觉醒反射）。具体表现是：1~3月龄的婴儿遇到声响会伸展手足，对突然大的声音会紧闭双眼；睡觉时遇到突然声响会觉醒、睁开眼睛、哭泣或活动手足。另外，对母亲的招呼会停止哭泣或活动，对录音机、电视机的开关声或者广告声等有反应（将脸转向声源），对怒吼声、亲昵声、歌声、音乐声等表现为不安或者喜悦、厌恶等。

11. 4~6月龄的婴儿对声音反应的方式有哪些？

4~6月龄的婴儿听到母亲呼唤名字，会慢慢转向声源；听到熟悉的声音会回头；听到意外的、不熟悉的、稀奇的声音会明显地转过脸去；将闹钟靠近其耳边，听到滴答声时孩子能将头转向闹钟；能分清父母的声音和别人的声音；突然听到大的声音，会吓得抓紧或抱紧某物或者哭出声来；对宝宝说话或唱歌，他会一直盯着你看；对收音机、电视机的声音会敏感地转过头来。

12. 7~9月龄的婴儿对声音反应的方式有哪些？

7~9月龄的婴儿能够追踪声音,对隔壁房间的声音和外面动物的叫声会转过头去寻找;对他说话或唱歌,会一直盯着说话人的口形,有时自己会发出大声;对电视广告及节目音乐声的变换,会迅速地将脸转过去;对近处突然的吼声或叫声很害怕;可以模仿动物发出"啊""啊"的叫声;模仿宝宝高兴时发出的声音,他会跟着学;听到语气较重的词时会缩回手;将细小的声音靠近耳边会转过头去;关心外面的各种声音,会爬去找声源;别人不做示范就说"过来""再见"时,会按照说的做;弄响隔壁房间的物品或在远处叫他,会爬过去;给他听音乐或唱歌时会高兴地舞动手脚;对极细微的声音或细小的声音变化会迅速转过头去。

13. 10~12月龄的婴儿对声音反应的方式有哪些？

10~12月龄的婴儿会模仿别人说"妈妈""宝宝"等;在宝宝不注意时悄悄靠近轻呼其名也会转过头来;能伴随音乐节奏舞动身子;在听到"给我"时,会把东西递过来;听到"在哪"时,就会看着放有东西的那个方向;隔壁房间有声响时会觉得不可思议,或侧耳倾听或打手势告诉旁人。

14. 12~15月龄的婴儿对声音反应的方式有哪些？

12~15月龄的婴儿对简单的吩咐会按照要求做;能够按照成人的问话指出自己的眼、耳、鼻等身体器官部位;隔壁房间有声音时,会歪着头聆听;能够听懂简单的语句并做出相应的反应。

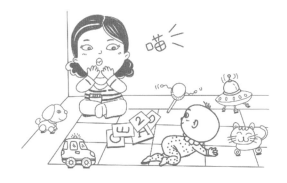

15. 宝宝出生后有哪些方法可以促进听觉发育?

平时要让宝宝多听生活中自然的声音:如走路声、流水声、说话声、汽车声、风声、雨声等,但嘈杂的噪声要注意避开;对于新生儿可以在小床上放置不同音色或音调的发声玩具,如拨浪鼓、八音盒、橡胶玩具等;母亲抱孩子时最好让宝宝靠近妈妈的心脏,以便清晰地听到妈妈的心跳声,以刺激听觉细胞,促进听力发育;平时也可以多和宝宝轻声说话,哼唱或播放一些节奏舒缓的音乐;并让宝宝分辨爸爸、妈妈和家里其他人的脚步声和说话声,以及某些动物的叫声,这些声音对促进宝宝的听力发育十分有益。

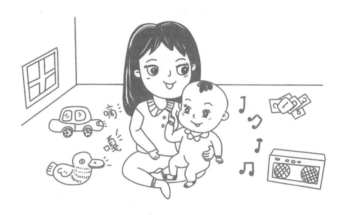

16. 人类是怎样获得语言能力的?

(1)人类获取语言,具有一定的规律和必备条件。

(2)根据语言发育规律和语言的表达情况,可将语言发育分为两个时期:

- 前语言期(约在出生后的1年内)

- 语言期(约在出生的1年以后)

(3)新生儿及婴幼儿前语言期的语言发育,与听觉神经系统、中枢神经系统及大脑的发育成熟程度密切相关。

（4）即使在前语言期，听觉经验和环境条件也会对语言发育产生影响。

17.前语言期分为哪几个阶段?

前语言期分为以下四个阶段：

第一阶段:发声期（出生～2月龄），多为满足生理要求而发出的一些反射性叫唤声，如 /i//a//u/ 等，声调较高。

第二阶段:原始调声期（2～3月龄），可发出由声道后方产生的咕咕声，发声主要伴有原始辅音成分 /ku/ 或 /gu/。

第三阶段:扩张期，4～6月龄（会坐），可发出高、低、大、小和唇颤的声音。如 /ah-goo/、/ah-ge/，咂舌声更为明显。其特征是伴有原始元音的音节，如 /a a a//e e e/，并具有连续性。前 3 个阶段也称过渡喃语期。

第四阶段:标准喃语期，6～10月龄（学爬、学走），发声有三大特征：每个音节都含有辅音（consonant）和元音（vowel）组成的标准音节，又称 CV 结构；每个音节约 200ms。多音节，并具有节律性和反复性。没有明确的指示对象，标准喃语的识别 /ma ma ma//ba ba ba/。

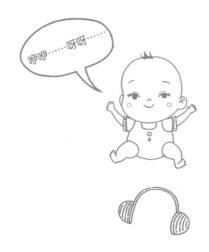

18. 什么时期是家长应特别关注的孩子语言发育期?

儿童语言发展的关键期主要表现为三个阶段:

第一阶段为出生后 8~10 月龄,是婴儿理解语言意义的关键时期。

第二阶段在 1 岁半左右,是婴儿口语发展(学习说话)的关键时期。

第三阶段在 5 岁半左右,是幼儿掌握语法、理解抽象词汇以及综合语言能力开始形成的关键时期。

19. 有哪些因素影响婴幼儿听觉言语发育?

婴幼儿听觉言语发育与三大要素密切相关:听觉功能发育、构音器官(由舌、唇、下颌、腭、喉等器官构成)和婴幼儿智力发育。

婴幼儿期是言语发育的最好时期,如果宝宝听力有问题,没有早发现并进行早期干预的话,就会导致后期的言语发育乃至智力发育迟缓。

20. 宝宝什么时候开始学说话?

从妊娠 6 个月起胎儿具备听的条件,宝宝就开始学习语言了,孕晚期胎儿能够区分不同的声音。出生后 3 个月,宝宝可以发出一些音节,出生后 6 个月宝宝能有意识地模仿一些语音了。宝宝可以说出第一个有意义的字大概在出生后 10 个月。

21. 听力正常与有听力损失的婴幼儿言语发育不同点有哪些?

语言	正常儿童	听力损失儿童
过渡喃语("a-a-a-")	3~6 月龄	3~25 月龄
标准喃语("bababa")	6~10 月龄	15~30 月龄或无
有意语("baba""爸爸")	11~13 月龄	24~40 月龄或无
爸爸走	16~20 月龄	30~48 月龄或无
爸爸去上班	20~30 月龄	36~56 月龄或无

22. 听力损失对儿童有哪些危害？

听力损失可导致儿童接受语言和语言表达技能的终身损害，损失的程度由：发生听力损失的年龄、听力损失的性质（持续时间、受损的频率、损失的程度）和每个儿童的易感度几个因素决定。

听力损失开始的年龄是决定其影响语言和交流能力的重要原因。另外，听力损失越重，对语言的发展影响越大。轻中度听力损失的儿童如果不进行康复就会有各种语言交流障碍的表现，具体表现为学话时间晚、吐词不清、谈话反应迟钝、缺乏自信、胆怯和焦虑、自我封闭、学习跟不上、孤僻等，甚至影响到日常生活。重度、极重度听力损失的儿童如果不进行康复就会成为聋哑人。因此对听力损失的儿童早发现、早诊断、早干预是十分重要的。

23. 何为听力损失高危新生儿？

（1）患儿有先天性或迟发性儿童期听力损失的家族史。

（2）患儿母亲在妊娠期曾经患过已知的或者推测的与感觉－神经性疾病有关的感染史，如风疹、疱疹、梅毒、巨细胞病毒感染及毒浆体原虫病等。

（3）患儿有头面部的畸形，如耳郭、外耳道的形态异常，上唇垂直沟消失或者发际低下等。

（4）患儿的体重小于 1 500g。

（5）患有高胆红素血症，其胆红素水平超出换血所要求的指标。

（6）患儿曾经使用耳毒性药物 5 天以上。

（7）患有细菌性脑膜炎。

（8）出生后5分钟内阿普加（Apgar）评分在0~3分之间，或者在出生后10分钟内不能自主呼吸的患儿；或者在出生时肌张力低下，并一直持续到2个小时。

（9）机械给氧时间大于9天，持续性肺压力过大的患儿。

（10）有与感音神经性听力损失同时存在的其他一些综合征。

在美国婴幼儿听力联合委员会2000年的说明中，所列出的修改后的新生儿听力损伤的危险指标中，又添加了两条：

■　新生儿需要进入新生儿重症监护治疗病房（NICU）≥48小时的疾病或状态。

■　儿童期永久性的感音神经性听力损失的家族史。

24. 何为听力损失高危婴幼儿（出生后29天~2周岁）？

（1）父母或者抚养者对其子女的听力和言语表示疑虑，或者言语形成和发育迟缓者。

（2）儿童期永久性听力损失的家族史。

（3）已知的合并感音神经性听力损失或者传导性听力损失，或者咽鼓管功能异常综合征相关的病症或发现。

（4）与感音神经性听力损失相关的出生后感染，包括细菌性脑膜炎。

（5）宝宝有宫内感染的病史：如巨细胞病毒尿症、毒浆体原虫病、梅毒、风疹和疱疹。

（6）新生儿时期的危险指标，特别是高胆红素血症，其血胆红素水平超出换血要求；与机械给氧有关的新生儿,其持续性肺动脉高压;以及需要体外膜给氧的状态。

(7)进行性听力损失相关的综合征:如神经纤维瘤病、骨硬化症和 Usher 综合征。

(8)患有神经退行性疾病的儿童,如 Hunter 综合征,或者感觉运动神经病、Friedreich 运动失调,Charcot-Marie-Tooth 病。

(9)头颅外伤,尤其是颞骨的外伤。

(10)反复发作的或者持续性的分泌性中耳炎,至少发病 3 个月;患有腮腺炎、麻疹等容易引起感音神经性听力损失的疾病。

25. 如何在早期发现宝宝的听力损失?

为了早期发现宝宝存在听力损失,应在宝宝出生后住院期间、42 天内以及 1 ~ 6 岁每一年进行常规的听力筛查。对新生儿进行普遍听力筛查以及在婴幼儿生长发育过程中对其进行听力及言语状况的跟踪随访,是早期发现婴幼儿听力损失的重要措施。此外,即使宝宝通过了常规的听力筛查,如果在生活中发生有可能导致听力损失的状况,例如中耳炎、颅脑外伤、腮腺炎、脑膜炎、麻疹等,也应及时进行听力检测,才能早期发现听力损失。

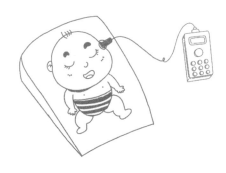

二　新生儿听力筛查

26. 什么是新生儿听力筛查?

新生儿听力筛查是指对所有活产的新生儿在住院期间,在 48~72 小时内由专业的听力学技术人员用专业的筛查仪器进行听力筛查,常规筛查项目是耳声发射,检测时需要新生儿在自然睡眠或安静状态下进行。耳声发射是产生于耳蜗,经过听骨链和鼓膜传导释放到外耳道的音频能量,主要反映耳蜗外毛细胞的功能状态。

检测结果以"通过"和"未通过"的形式表现出来。耳声发射检测具有快速、安全、无创的优点。新生儿听力筛查可以早期筛选出先天性听力损失的新生儿,并能尽可能早的做到早期诊断、早期治疗干预。

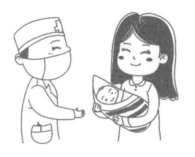

27. 为什么要进行新生儿听力筛查?

新生儿听力筛查是早期发现新生儿及婴幼儿听力损失最为有效的方法。要想知道刚出生的宝宝是否拥有正常的听力,仅仅用日常观察和呼唤等方式来判断是很粗糙的,由于受到周围环境的影响,家长不能准确判断出孩子是否能够真正听到声音。等到孩子两三岁了,发现孩子对自己的呼唤没反应,以为是小孩淘气,只知道玩耍。等到别的小孩都会说话了,自己的孩子仍不会说话,急忙来到医院诊治,这时往往为时已晚，即使有很多改善听力的办法，但还是错过了孩子学习语言的最佳期，孩子常表现出言语发育不良，严重者可能会出现完全聋哑的状态。

听力筛查是在宝宝出生后进行，可以在第一时间发现宝宝可能存在的听力损失，从而对孩子及早采取干预治疗措施。根据目前的医学发展水平，绝大部分听力损失的孩子，经过及时、积极的治疗和康复训练，可以帮助他们获得接近正常的听力和言语能力，即使是重度听力损失的孩子，将来也能同正常听力的孩子一样，融入主流社会，对他们以后的学习、工作、生活和社会交往、树立自信心都有很大的帮助，同时也大大减轻了家长和社会的负担，从根本上影响并改变孩子的一生。因此，新生儿听力筛查是一项可以提高整个民族身体素质的、系统化的社会优生工程，无论是对于每个小家庭，还是对于整个社会大家庭，都有非常重要的社会意义。

新生儿听力筛查的最终目的是尽可能早的发现听力损失的婴幼儿，并且尽可能早的对其实施干预，使其言语和智力发育水平与同龄孩子相当，从而改善听力损失的孩子在社会交往、教育和就业等方面所处的弱势地位，并最终融入社会。

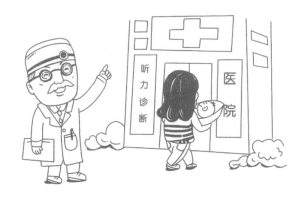

28. 新生儿听力筛查包括哪些内容?

新生儿听力筛查的内容包括:筛查对象、时间、环境、方法、步骤等。

筛查对象为所有活产新生儿,不具备条件的地方应根据当地情况,至少进行具有听力损失高危因素新生儿的听力筛查。

筛查时间:实行两阶段筛查,即 48 ～ 72 小时或出院前进行初筛,未通过者于 42 天内进行复筛,仍未通过者上转至听力诊断中心进行诊断性检查。有高危因素的新生儿,即使通过听力筛查仍应结合行为观察法监测听力,3 年内每 6 个月随访一次。

筛查环境:应有专用房间,通风良好,环境噪声低于45dB(A)。

筛查方法:耳声发射(或自动听性脑干反应)。

筛查步骤:新生儿处于安静状态或睡眠状态,必要时可使用镇静剂。首先检查、清洁外耳道,选择合适的耳塞,两耳分别进行测试。仪器自行显示"通过"或"未通过"的结果。

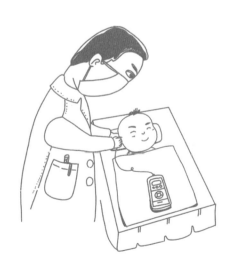

29. 新生儿听力筛查的背景及相关政策的建立是什么?

听力损失是导致言语交流障碍的常见疾病。全世界现有 7 亿多人患有中度以上(55dB HL)的听力损失。我国听力言语残疾者达 2 780 万人,占全国残疾人总数的 34%,其中中重度以上的占 0.5%;而经过重症监护治疗病房抢救的新生儿中听力损失发生率高达 22.6%,中重度以上者为 1%。我国现有 0 ~ 7 岁听力损失儿童 80 万人,每年新增约 3 万人。

正常听力是进行语言学习的前提。听力正常的婴儿一般在 4 ~ 9 月龄,最迟不超过 11 月龄会牙牙学语,这是言语发育的重要阶段性标志。而严重听力损失的儿童由于在语言发育最重要的关键期缺乏语言刺激的环境,2 ~ 3 岁内不能建立正常的语言学习。最终,重者导致聋哑,轻者导致语言和言语障碍、社会适应能力低下、注意力缺陷和学习困难等心理行为问题。

由此可见,早期发现听力损失在预防聋哑和语言发育障碍中有举足轻重的作用。但是,用传统的高危家庭登录管理的方法只能发现约 50% 的先天性听力损失儿童;通过常规体检和父母识别几乎不能在 1 岁内发现听力损失患儿,特别是单侧听力损失和轻度听力损失,而新生儿听力筛查是婴幼儿早期发现听力损失最有效的方法,最终实现使先天性听力损失的儿童聋而不哑。

1993 年美国国立卫生研究院发表题为《婴幼儿耳聋的早期诊断》的声明,提出所有适龄儿都要接受听力筛查,同时强调全面干预和处理的必要性,成为新生儿听力筛查由高危因素登记向全面普查转变的里程碑。

我国 1994 年颁布、自 1995 年 6 月 1 日起正式施行的《中华人民共和国母婴保健法》,提出要在全国逐步开展新生儿听力筛查。

30. 我国听力损失的概况是什么?

2006 年第二次残疾人抽样调查结果显示:我国有听力言语残疾者约 2 780 万,占残疾人总数的 33.52%。值得关注的是,7 岁以下的聋哑儿童高达 80 万,并以每年 3 万听力损失儿童的速度在不断增长。针对重度听力损失患者,除昂贵的人工耳蜗植入外,目前尚无有效的治疗方法,因此按每个听力损失个体最低 40 万元的医疗康复费用,一个听力损失儿童的出生会将一个家庭拖入痛苦的深渊,而庞大的听力损失群体无疑导致巨额的医疗财政支出,制约社会经济的快速发展。国内外研究表明,约 60% 的听力损失是由遗传因素导致的,另外 40% 的听力损失与环境因素有关。因此"诊聋防聋"不仅关系千家万户的幸福,也关系到我国社会经济的健康发展。

平均听力 (dB HL)	听力残废 等级
41~60	四级
61~80	三级
81~90	二级
≥91	一级

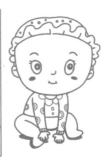

31. 新生儿听力筛查是依照什么法规执行的？

《中华人民共和国母婴保健法》规定：国家发展母婴保健事业，提供必要条件和物质帮助，使母亲和婴儿获得医疗保健服务。医疗保健机构逐步开展新生儿疾病筛查。1999 年，我国原卫生部、中国残疾人联合会等十个部委在确定全国"爱耳日"的通知中，明确要求"把新生儿听力筛查纳入妇幼保健的常规检查项目，做到早期发现、早期干预"。2004 年 12 月原卫生部颁布 [2004]439 号文件，正式将"新生儿听力筛查技术规范"纳入《新生儿疾病筛查技术规范》。2009 年 2 月原卫生部令第 64 号《新生儿疾病筛查管理办法》出台，全国多数省市已经制定了新生儿听力筛查的管理办法。因此，新生儿听力筛查是依照相关法律法规开展的工作。

32.《新生儿疾病筛查管理办法》的具体内容是什么？

为规范新生儿疾病筛查的管理，保证新生儿疾病筛查工作质量，依据《中华人民共和国母婴保健法》和《中华人民共和国母婴保健法实施办法》制定本办法。

本办法所称新生儿疾病筛查是指在新生儿期对严重危害新生儿健康的先天性、遗传性疾病施行专项检查，提供早期诊断和治疗的母婴保健技术。

本办法规定的全国新生儿疾病筛查病种包括先天性甲状腺功能减低症、苯丙酮尿症等新生儿遗传代谢病和听力损失。国家卫生健康委员会根据需要对全国新生儿疾病筛查病种进行调整。省、自治区、直辖市人民政府卫生行政部门可以根据本行政区域的医疗资源、群众需求、疾病发生率等实际情况，增加本行政区域内新生儿疾病筛查病种，并报国家卫生健康委员会备案。

新生儿遗传代谢病筛查程序包括血片采集、送检、实验室检测、阳性病例确诊和治疗。新生儿听力筛查程序包括初筛、复筛、阳性病例确诊和治疗。

新生儿疾病筛查是提高出生人口素质，减少出生缺陷的预防措施之一。各级各类医疗机构和医务人员应当在工作中开展新生儿疾病筛查的宣传教育工作。

国家卫生健康委员会负责全国新生儿疾病筛查的监督管理工作，根据医疗需求、技术发展状况、组织与管理的需要等实际情况制定全国新生儿疾病筛查工作规划和技术规范。省、自治区、直辖市人民政府卫生行政部门负责本行政区域新生儿疾病筛查的监督管理工作，建立新生儿疾病筛查管理网络，组织医疗机构开展新生儿疾病筛查工作。

省、自治区、直辖市人民政府卫生行政部门应当根据本行政区域的实际情况，制定本地区新生儿遗传代谢病筛查中心和新生儿听力筛查中心（以下简称新生儿疾病筛查中心）设置规划，指定具备能力的医疗机构为本行政区域新生儿疾病筛查中心。新生儿疾病筛查中心应当开展以下工作：

（一）开展新生儿遗传代谢疾病筛查的实验室检测、阳性病例确诊和治疗或者听力筛查阳性病例确诊、治疗；

（二）掌握本地区新生儿疾病筛查、诊断、治疗、转诊情况；

（三）负责本地区新生儿疾病筛查人员培训、技术指导、质量管理和相关的健康宣传教育；

（四）承担本地区新生儿疾病筛查有关信息的收集、统计、分析、上报和反馈工作。

开展新生儿疾病筛查的医疗机构应当及时提供病例信息，协助新生儿疾病筛查中心做好前期工作。

诊疗科目中设有产科或者儿科的医疗机构，应当按照《新生儿疾病筛查技术规范》的要求，开展新生儿遗传代谢病血片采集及送检、新生儿听力初筛及复筛工作。不具备开展新生儿疾病筛查血片采集、新生儿听力初筛和复筛服务条件的医疗机构，应当告知新生儿监护人到有条件的医疗机构进行新生儿疾病筛查血片采集及听力筛查。

新生儿遗传代谢病筛查实验室设在新生儿疾病筛查中心，并应当具备下列条件：

（一）具有与所开展工作相适应的卫生专业技术人员，具有与所开展工作相适应的技术和设备；

（二）符合《医疗机构临床实验室管理办法》的规定；

（三）符合《新生儿疾病筛查技术规范》的要求。

新生儿遗传代谢病筛查中心发现新生儿遗传代谢病阳性病例时，应当及时通知新生儿监护人进行确诊。开展新生儿听力初筛、复筛的医疗机构发现新生儿疑似听力障碍的，应当及时通知新生儿监护人到新生儿听力筛查中心进行听力确诊。

新生儿疾病筛查遵循自愿和知情选择的原则。医疗机构在实施新生儿疾病筛查前，应当将新生儿疾病筛查的项目、条件、方式、灵敏度和费用等情况如实告知新生儿的监护人，并取得签字同意。

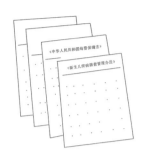

从事新生儿疾病筛查的医疗机构和人员,应当严格执行新生儿疾病筛查技术规范,保证筛查质量。医疗机构发现新生儿患有遗传代谢病和听力障碍的,应当及时告知其监护人,并提出治疗和随诊建议。

省、自治区、直辖市人民政府卫生行政部门根据本行政区域的具体情况,协调有关部门,采取措施,为患有遗传代谢病和听力障碍的新生儿提供治疗方面的便利条件。有条件的医疗机构应当开展新生儿遗传代谢病的治疗工作。

国家卫生健康委员会组织专家定期对新生儿疾病筛查中心进行抽查评估。经评估不合格的,省级人民政府卫生行政部门应当及时撤销其资格。新生儿遗传代谢病筛查实验室应当接受国家卫生健康委员会临床检验中心的质量监测和检查。

县级以上地方人民政府卫生行政部门应当对本行政区域内开展新生儿疾病筛查工作的医疗机构进行监督检查。

医疗机构未经省、自治区、直辖市人民政府卫生行政部门指定擅自开展新生儿遗传代谢病筛查实验室检测的,按照《医疗机构管理条例》第四十七条的规定予以处罚。

开展新生儿疾病筛查的医疗机构违反本办法规定,有下列行为之一的,由县级以上地方人民政府卫生行政部门责令改正,通报批评,给予警告:

(一)违反《新生儿疾病筛查技术规范》的;

(二)未履行告知程序擅自进行新生儿疾病筛查的;

（三）未按规定进行实验室质量监测、检查的；

（四）违反本办法其他规定的。

省、自治区、直辖市人民政府卫生行政部门可以依据本办法和当地实际制定实施细则。

本办法公布后 6 个月内，省、自治区、直辖市人民政府卫生行政部门应当组织专家对开展新生儿疾病筛查的医疗机构进行评估考核，指定新生儿疾病筛查中心。

本办法自 2009 年 6 月 1 日起施行。

33. 新生儿听力筛查的基本原则有哪些？

我国现行的新生儿听力筛查的基本原则包括以下 8 个方面：

1. 所有新生儿和婴幼儿都要接受使用生理学测试方法进行的听力筛查。常规护理的新生儿，在出生后住院期间进入听力筛查程序；其他场所（包括家庭）出生的新生儿，亦要在出生后 1 个月内进入或转交听力学中心进行听力筛查。重症监护治疗病房的所有新生儿（和婴幼儿），出院前进入听力筛查程序。

2. 所有未通过出生后住院期间听力筛查的新生儿和婴幼儿都要在 3 ~ 6 个月内开始相应的听力学 / 医学评价，从而确立听力损失（听力下降或听功能障碍）的诊断。

3. 凡属于具有永久性听力损失的婴幼儿，都要在 6 个月内接受多项跨学科的干预性服务；这项服务程序应依靠家庭的财力，家庭及社会的知情选择，家庭的传统、习俗和文化信仰。

4. 凡是已通过新生儿听力普遍筛查,但具有听力损失和言语－语言发育延迟危险指标的婴幼儿,都要接受连续的听力学和医学观察,以及交往技能发育的监测。另外,具有迟发性、进行性和波动性听力损失相关指标的婴幼儿,以及神经听觉传导障碍或脑干听觉通路功能异常的婴幼儿亦应接受监测。

5. 在知情选择,做出决定并同意听力普遍筛查,听力、言语－语言评估和诊断,以及干预和康复全过程,婴幼儿和家庭的权益应予以保障。

6. 婴幼儿听力筛查结果,同其他保健和教育一样,要给予保护。在实施保护父母双亲、抚养者和监护人权益时,要平衡社会需要和婴幼儿及其家庭的权益。

7. 新生儿、婴幼儿听力普遍筛查信息系统用以监测和报告"早期听力监测和干预"的服务效果。

8. "早期听力监测和干预"的项目(或系统)所提供的数据和图表及文字陈述,用于监控质量;论证其法律和法规的依据性,决定其财务和成本。

34. 新生儿听力普遍筛查的实施包括哪些环节?

新生儿听力普遍筛查(UNHS)是一项系统工程,包括筛查、诊断、干预、跟踪随访和质量评估 5 个环节。全过程贯穿多学科结合,家长知情同意,儿童权益保障和信息统计服务等原则。

35. 新生儿听力筛查分为几个步骤?

新生儿听力筛查可分为初筛、复筛、随访三个过程。

初筛,是指对所有活产的新生儿在住院期间进行的听力筛查,对于正常生产的新生儿,应在 48~72 小时内(对于转入 NICU 的孩子,应在宝宝出院之前)由专业的听力学技术人员用专业的筛查仪器到产房在床旁进行听力筛查,筛查结束后出示规范的报告单,并详细的解释结果及注意事项。

复筛,是指对所有未通过初筛和具有听力损失高危因素的宝宝都应在出生后 42 天左右进行复筛,复筛时同样出示报告单,并可以基本了解孩子的听力状况。

对于未通过"复筛",或虽通过"复筛"但儿童保健专家或家长感到听力或言语－语言发育有异常的婴幼儿,均应在 3 个月内转诊到指定的儿童听力诊断中心接受听力学评估。

对于有迟发性听力损失高危因素的婴幼儿,应对其听力进行定期跟踪和随访。请患儿家长要充分理解和配合,以免延误治疗和康复的时机。

36. 新生儿听力筛查的流程是怎样的?

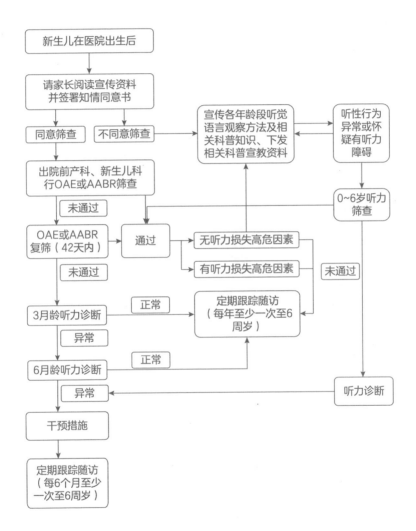

新生儿在医院出生后

请家长阅读宣传资料并签署知情同意书

同意筛查　　不同意筛查

宣传各年龄段听觉语言观察方法及相关科普知识、下发相关科普宣教资料

听性行为异常或怀疑有听力障碍

出院前产科、新生儿科行OAE或AABR筛查

未通过

OAE或AABR复筛(42天内)　　通过　　无听力损失高危因素

0~6岁听力筛查

有听力损失高危因素

未通过

未通过

3月龄听力诊断　　正常　　定期跟踪随访(每年至少一次至6周岁)

异常

6月龄听力诊断　　正常

听力诊断

异常

干预措施

定期跟踪随访(每6个月至少一次至6周岁)

37. 新生儿听力筛查报告单内容都包括什么？

新生儿和婴幼儿接受听力筛查后，筛查人员需填写两类纸质初筛报告单：

一类报告单是由医院保存，其内容包括临床常规检查、听力筛查的详细数据和结果；

一类报告单提供给父母、抚养人或监护人，这类报告单需要显示新生儿是否通过了听力筛查。如果显示"未通过"，就会发出通知，建议新生儿、婴幼儿进行再次检查，称之为"听力复筛"。如果复筛仍"未通过"，筛查人员会详细告知家长再次复筛或初次诊断检查的时间，通常复筛的时间是在出生后 30 天或 42 天时进行，诊断性检查是在出生后 3 个月时进行。

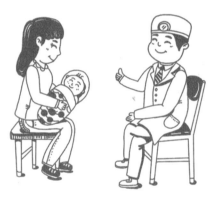

38. 新生儿听力筛查的筛查对象有哪些？

新生儿听力筛查按筛查对象的不同可分为普遍筛查和重点筛查两大类：

普遍筛查是指对某一人群的全部筛查，如：对在产科出生的所有活产儿在 48~72 小时之内进行的听力筛查。

重点筛查是指不具备普遍筛查的地区，针对具有听力损失高危因素的人群进行的筛查，重点筛查时除进行耳声发射检查外还应进行自动听性脑干反应阈值的检查。如：在新生儿监护病房的所有新生儿在出院前进行耳声发射和自动听性脑干反应的联合筛查。

39. 新生儿听力筛查知情同意书包括哪些内容？

我国现行尚无统一的新生儿听力筛查知情同意书标准，以北京市为例，新生儿普遍听力筛查知情同意书应包含以下几个方面的内容：

(1)新生儿听力筛查可以帮助先天性听力损失的早期发现、早期诊断、早期干预。

(2)现行的新生儿听力筛查方法主要为耳声发射或(和)自动听性脑干反应，这是目前国际公认的客观、敏感和无创的筛查方法。

(3)初次听力筛查和复筛的结果都以"通过"和"未通过"来表述，"通过"者说明听功能基本正常，但并不能排除因筛查方法的局限性及筛查后出现的迟发性或突发性听力障碍；而"未通过"的孩子说明可能存在听力损失，需要进一步检查，确定诊断，并按有关规定定期随访。

(4)新生儿听力筛查的流程为：新生儿出生后48小时至出院前在分娩医院由听力筛查技术人员为新生儿进行初筛，出生后因各种原因转诊到新生儿重症监护治疗病房的新生儿在出院前进行筛查；产科初筛"未通过"的新生儿在42天时需进行复筛；复筛仍未通过者，则需在3个月内转诊到北京市指定的六家诊断中心机构进行诊断性检查。

(5)为方便筛查人员跟踪随访，需留下联系方式。

(6)在分娩机构接受的初筛项目(耳声发射筛查)，由政府财政支付。

(7)我已了解新生儿听力筛查的内容,包括筛查的项目、条件、方式和费用等。

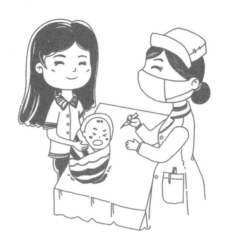

40. 新生儿听力筛查如何进行质量控制?

开展儿童听力筛查的各级医疗保健机构须取得《医疗机构职业许可证》并设有产科或儿科,须取得《母婴保健技术服务职业许可证》,要按照北京市 0~6 岁儿童听力筛查管理网络程序开展筛查工作。从事听力筛查和检测的技术人员必须经省级卫生行政部门考核批准,经岗前培训,取得合格证后方可上岗。筛查机构须设置 1 间相对比较安静的专用房间,配备诊察床和办公室桌椅,面积应在 15m² 以上,须具备听力筛查常规使用的设备。

应建立并维护新生儿听力筛查数据库,做好新生儿听力筛查的信息管理工作。数据库应包括下列内容:基础数据、听力筛查机构工作质量评估、听力检测机构工作质量评估、康复机构工作质量评估。

新生儿听力普遍筛查的质量指标为:听力普遍筛查实施 2 年后,初筛覆盖率达到 95%,初筛通过率达到

90%;初筛未通过的婴幼儿的复筛率至少达到80%，转诊率应不超过5%；接受听力学和医学评估的婴幼儿至少达到转诊儿的80%；对通过初筛、复筛，但有听力损失高危因素的婴幼儿的随访率应达到85%。

41. 如何理解新生儿听力筛查中的伦理问题?

医学伦理的基本原则概括起来是：有利原则、尊重原则及公正原则。在新生儿听力筛查中我们要注意如下医学伦理问题：首先，新生儿听力筛查是为了先天性听力损失的早期发现、诊断及干预，现使用的筛查技术已被证明对新生儿没有任何损害，符合有利原则；作为法定的新生儿筛查项目，在实施中应本着科学认真的态度，在操作过程中严格遵守操作程序，不能出现任何差错及疏忽(漏查)，符合有利原则。在筛查前，社会、医疗机构及检测工作人员已经向家长进行了相关教育及宣传，使之了解、理解新生儿听力筛查的意义、方法及可能的结果，家长已签署了知情同意书，符合尊重原则。在筛查过程中发现异常或家长将有关遗传、相关疾病的隐私告诉医务工作者，医务工作者将有义务为家长保守秘密。在筛查的时限、费用的收取、随访的频率及内容等方面应本着公正的原则实施。

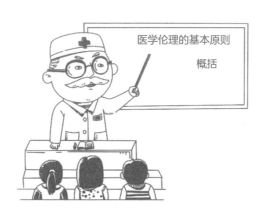

42. 新生儿听力筛查包括哪些常规测试项目？

新生儿听力筛查目前使用的比较普遍和成熟的测试是耳声发射（OAE）测试和自动听性脑干反应（AABR）测试。新生儿 0～3 天应用耳声发射（OAE）进行初筛，未通过初筛的应在出生 42 天内应用 OAE 和 AABR 进行复筛。

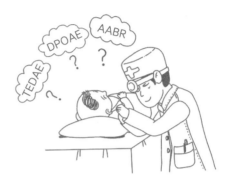

43. 新生儿听力筛查前家长需要做哪些准备？

在新生儿听力筛查前，家长首先要对筛查有一个正确的认识，并签署同意书（知情同意书由筛查人员准备）；其次要提前给小宝宝喂好奶，不要让宝宝处于饥饿状态，使孩子保持安静熟睡，以配合筛查人员完成听力筛查工作。

44. 筛查型耳声发射和自动听性脑干反应临床应用的优缺点是什么？

自动听性脑干反应（AABR）测试反映了耳蜗、听神经和脑干听觉径路的功能，受外耳道和中耳的影响较小，在排除了中耳和耳蜗（外毛细胞）病变后，对筛查听神经病和神经传导障碍特别有意义，所以是耳声发射（OAE）筛查很好的补充。同样，当做 AABR 遇到"不通过"（refer）的病例时，也需要用耳声发射来评估耳蜗（外毛细胞）的功能，以区别蜗性（外毛细胞）病变或听神经传导障碍（听神经病等）。因此，OAE 和 AABR 是一对听力筛查的好伙伴，两者结合，是现行筛查技术的最佳选择。

45. 正常分娩和NICU新生儿听力初筛、复筛的具体实施方案是什么?

正常分娩和 NICU 新生儿应采用不同的筛查方案:

(1)正常分娩的新生儿,用筛查型耳声发射(OAE)或快速听性脑干反应(AABR)作为一线初筛工具。所有新生儿在出院前均应接受听力初筛,未通过初筛的应在出生 42 天左右进行复筛。

(2)入住 NICU 的新生儿及婴儿,待病情稳定,出院前应施行 AABR 筛查,以免漏掉蜗后听力损失(如听神经病)。未通过 AABR 测试的婴儿,应直接转诊到听力中心复筛,并根据情况进行包含诊断性听性脑干反应(ABR)在内的全面听力学评估。

(3)在 1 月龄内再次住院治疗的婴幼儿(无论住 NICU 或普通病房),当伴有迟发性听力损失的可能时(如有换血指征的高胆红素血症或血培养阳性的败血症等),出院前应复筛听力。

(4)在听力筛查时除力求发现已经存在的听力损失外,还要通过分析病史和家族史,了解受试者是否有迟发性听力损失的高危因素,可疑者应对其听力进行定期跟踪和随访。

46. 正常分娩新生儿和NICU新生儿初次听力筛查应该在什么时间进行?

宝宝出生之后,如果是正常分娩的新生儿,应在 48~72 小时内接受专业人员的听力筛查;进入重症监护治疗病房住院的新生儿,应在病情稳定后或出院前进行听力筛查。

47. 新生儿听力初筛报告单的结果"通过"与"未通过"是什么含义?

宝宝进行听力筛查后会得到专业人员发给的听力筛查报告单,报告单上会显示所用的筛查方法及筛查结果。听力筛查的结果通常以"通过"和"未通过"表示。"通过"意味着宝宝的耳蜗功能正常,除非患有一些很罕见的疾病,否则可以判断为宝宝听力基本正常;"未通过"并不意味着宝宝一定会有听力损失,因为外耳及中耳的因素,如羊水过多、外耳道中的胎脂及血性残留物等会影响筛查的结果导致"未通过",另外测试时宝宝是否处于安静状态,以及周围的环境是否安静等因素也会影响宝宝筛查的结果。但"未通过"的结果要引起家长的高度重视,及时进行复筛。

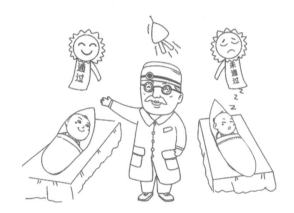

48. 宝宝听力筛查"未通过"时家长应该怎么办?

如上所述,新生儿听力筛查未通过有多种原因,当您的宝宝在听力初筛未通过时,要引起您足够的重视,应该按照专业人员的指导到指定医院进行进一步的听力复筛或听力诊断,千万不要置之不理!复筛仍未通过的新生儿或婴幼儿,都应在 3~6 个月内进行相应的听力学诊断和医学评价,依靠诊断性听力检查结果评估患儿是否存在听力损失。

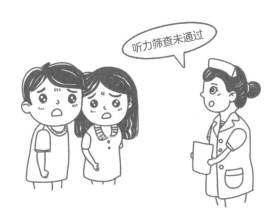

49. 听力筛查对新生的宝宝会造成不良影响吗?

新生儿听力筛查技术对您的小宝宝不会造成任何伤害。因为新生儿听力筛查使用的是一种非常简便的智能化听力设备,它可以进行两类检查:自动判别耳声发射检查和自动判别听性脑干反应检查。这些检查方法具有客观、敏感、快速、无创等特点,经过十余年国内外实践证明:新生儿听力筛查技术是最安全、最快速、最可靠、最成熟的临床听力筛查方法。

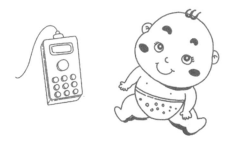

50. 家长怎样通过观察宝宝的行为表现判断宝宝是否有听力损失?

孩子出生后,家长可以按照下述各项行为表现在各个年龄段进行自我评定,如果没有相应的行为表现,则应该怀疑孩子的听力有问题。

年龄	行为表现
1 月龄	眨眼、惊醒、听到声音停止动作
2 月龄	跟他讲话有反应,睡觉时听到大声能醒,对突如其来的声音能有所觉察,如静下来、不笑不动等
3 月龄	开始能侧耳听声,对不同的声音有不同的表情,眼睛与头部有偏向声音的定位意识
3 ~ 4 月龄	头能开始转向声源方向(4 月龄开始),两眼能转到同一方向
4 ~ 5 月龄	对叫他有反应,能够辨别出母亲的声音
5 ~ 6 月龄	头能轻快地转向声源
6 ~ 7 月龄	在电视机换节目时有反应,如静下来眨眼睛等
7 ~ 8 月龄	对动物的叫声也开始有反应,开始能注意到雨声、车声,能听懂一些话,如说"再见"他能招手等
9 ~ 12 月龄	会叫"妈妈",头能转向下面或侧面寻找声源,对他唱歌会手舞足蹈
1 ~ 1.5 岁	能按成人简单的指示行动,当父母说孩子身上的某些部位,如"头头""鼻子""小嘴"等名称时他会指点
1.5 ~ 2 岁	会说一些话,并能转头自如地寻找声源
2 ~ 3 岁	能明白物品功能,能听懂许多的指令,如跳、吃、戴帽等。2 岁以上孩子的听力水平接近成年人,语言能力发展较快

父母经过反复细心的观察,如果得出异常的结论,请立即带孩子到专门机构进行听力检查。如北京市指定的儿童听力诊断中心:解放军总医院第一医学中心、中国听力语言康复研究中心、首都医科大学附属北京儿童医院、首都医科大学附属北京同仁医院、北京大学第三医院、北京协和医院。

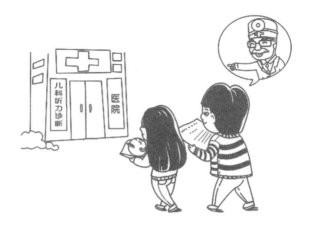

51. 宝宝咿呀发声能否说明宝宝没有听力损失?

婴幼儿在出生后 3~4 个月会本能地发出一些咿咿呀呀的声音,这个时期是过渡喃语时期。包括原始调声期(2~3 月龄),可以从声道后方产生伴有原始辅音成分的一些咕咕声。

在 4~6 月龄时,属于扩张期,可以发出伴有原始元音音节的高低、大小和唇颤的声音和咂舌的声音。

因此,在临床上不能以宝宝有无发声来判断有无听力下降。换句话说,只要婴幼儿的发声器官(声带、咽喉、口腔)是正常的,他(她)就能无意识地发出一些声音,有些孩子甚至能够发出类似"妈妈"或"爸爸"的声音,造成年轻的父母和一些儿童保健科医生的错觉,以为孩子的听力及言语发育没问题。然而,确定宝宝是否拥有正常的听力才是判断宝宝的言语能否正常发育的基本条件之一。

52. 新生儿（出生~28天）具有何指征时需连续跟踪和随访？

（1）新生儿重症监护病房住院超过24小时。

（2）儿童永久性听力损失家族史。

（3）巨细胞病毒、风疹病毒、疱疹病毒、梅毒或弓形体等引起的宫内感染。

（4）颅面形态畸形，包括耳郭和外耳道畸形等。

（5）出生体重低于1 500g。

（6）高胆红素血症达到换血要求。

（7）母亲妊娠期曾使用过耳毒性药物。

（8）细菌性脑膜炎。

（9）Apgar评分1分钟0~4分或5分钟0~6分。

（10）机械通气时间5天以上。

（11）临床上存在或怀疑有与听力损失有关的综合征或遗传病。

53. 婴幼儿（29天~2岁）具有何指征时需连续跟踪和随访？

（1）双亲或监护人对婴幼儿听力、言语发育觉得忧虑或疑问。

（2）儿童永久性听力损失家族史。

（3）临床上存在或怀疑有与听力损失有关的综合征或遗传病。

（4）与感音神经性听力损失相关的出生后感染，包括细菌性脑膜炎、麻疹、腮腺炎等。

（5）巨细胞病毒、风疹病毒、疱疹病毒、梅毒或弓形体等引起的宫内感染。

（6）高胆红素血症达到换血要求；与机械通气有关的

新生儿持续肺动脉高压;以及需膜肺治疗的状态。

(7)与进行性听力损失相关的综合征,如神经纤维瘤病、骨硬化症和 Usher 综合征。

(8)神经退行性障碍,如 Hunter 综合征、感觉运动神经病、Friedreich 运动失调、Charcot-Marie-Tooth 病。

(9)曾用过耳毒性药物(如庆大霉素、链霉素、卡那霉素、林可霉素、小诺米星、水杨酸制剂、呋塞米、奎宁、氯喹等)。

(10)头颈部或其他身体部位的畸形。

(11)头颅外伤。

(12)分泌性中耳炎反复发作或持续 3 个月以上。

凡具有以上指征之一的婴幼儿即使通过出院前的听力筛查,也需定期(每 6 个月)接受听力学监测直到 3 岁。

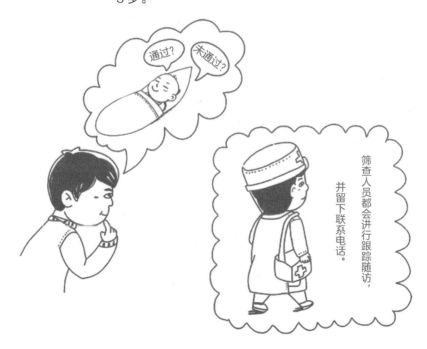

54. 如果宝宝顺利通过了新生儿听力筛查，就万事大吉了吗?

如果宝宝通过了新生儿听力筛查，说明宝宝现在的耳蜗或听神经的功能基本正常，但这并不意味着以后绝对没有听力问题，并不是所有的听力损失均会在出生后立即表现出来，因为还有很多因素可以使宝宝出现迟发性听力下降。

无论任何时间，如果家长发觉孩子可能存在听力下降，都应及时进行复查，以便于发现迟发性听力损失。具有高危因素的新生儿，即使通过了筛查也应该在3年内接受至少每年一次的听力随访评估。

55. 为什么要进行新生儿听力复筛?

新生儿初筛时发现听力筛查"未通过"，这些宝宝中有一部分可能是由于外耳道内存在耵聍、羊水或其他异物，或者是中耳腔有积液，随着这些异物的排出听力可以恢复，所以42天再进行复筛，有的宝宝听力可通过，这样既可以了解是否有听力损失，也可以减少去进行系统的听力诊断所带来的经济负担。

56. 新生儿听力筛查的复筛方法及报告单的意义?

新生儿听力复筛时，建议采用两种检查方法：耳声发射和自动听性脑干反应。检查结束后，专业人员会给您出示一份复筛报告单，报告单上同时显示所用的筛查方法及筛查结果。耳声发射检查结果用"通过"和"未通过"表示；自动判别听性脑干反应的检查结果也同样用"通过"和"未通过"表示，复筛可初步判定宝宝的听力是否有损失，如果有任何一项检查"未通过"，那么都要在宝宝3个月内进行听力学诊断，以确认听力损失的程度。

57. 宝宝听力复筛未通过时下一步该怎么办?

当宝宝复筛未通过时,应在专业人员的指导下到指定的听力诊断中心进行系统的诊断性听力学检查,以确定宝宝的听力状况。检查前家长应进行预约,检查时需携带宝宝初筛和复筛报告单。

去听力诊断中心,家长根据要求要向医生提供:有无听力异常的家族史,可能引起听力损失的原因,如母亲妊娠期有无流行性感冒,孩子出生时有无窒息、早产,有无使用耳毒性药物以及噪声接触史等,并把详细情况告诉医生,医生会根据孩子的病史及预估的听力损失程度选择相应的听力诊断方法,便于做出诊断。

58. 如果宝宝的听力复筛未通过是否意味着他会听不见声音?

如果宝宝的复筛未通过,意味着宝宝存在听力问题,但宝宝仍可能听到声音,只是听到声音的大小程度因病变性质不同而存在差别。具体能听到多大的声音,还需要进行全面的听力学诊断性检查来确定。

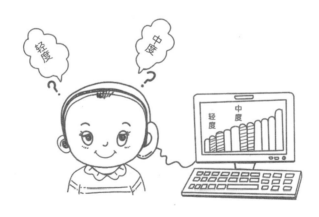

部分婴儿的听力损失是由于中耳传导因素所导致的，其听力损失多为轻度到中度，这种听力损失往往是可逆性的，只需要定期检查、密切关注听力变化情况，遵照医生指导进行恢复即可。其中部分宝宝可能要用些促进中耳功能恢复的药物；另有部分宝宝随着身体功能的不断完善，可能不需要过多的干预手段即可自行治愈。但对于神经性或混合性听力损失来说，宝宝会听不到一些声音，但并不意味着宝宝完全听不到声音，而是听不到某些频率或者是相对强度小的声音，这要根据听力损失的程度来判断。

59. 新生儿听力筛查中的听力学评估指的是什么？

广泛的听力学评估包括：①检查对象的听觉器官的发育形态是否正常；②是否存在听力损失及听力损失的程度；③听力损失的性质是感音神经性、传导性还是混合性；④导致听力损失可能的部位和原因等。

新生儿听力筛查中所涉及的测试方法主要为评估婴儿的耳蜗外毛细胞功能是否正常的耳声发射测试，以及评估儿童听觉神经系统功能是否正常的听性脑干反应测试。

60. 宝宝在什么情况下需要转诊到指定听力诊断中心进行评估？

符合以下条件的婴幼儿，应该在3月龄内转诊到指定的听力学诊断中心，接受进一步的听力学和医学评估：

（1）新生儿听力筛查未通过，42天听力复查仍未通过者。

（2）新生儿重症监护病房住院，出院后疑有听力损失者。

（3）新生儿期有高危因素，婴幼儿期疑有听力损失者。

(4)社区或幼儿园儿童保健科对婴幼儿做健康体检时,怀疑有听力损失者。

(5)儿科门诊就诊,言语发育迟缓,疑有听力损失者。

(6)在基层耳鼻咽喉科就诊时疑有听力损失而基层医院听力检查设备不完善者。

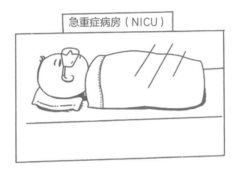

61.应该在何时对婴幼儿做出听力学评估?

对于出生后住院期间接受常规护理的活产新生儿,没有通过初筛(或复筛),要在3个月内进行相应的听力学及医学评估;重症护理的高危儿,原则上不管初筛还是复筛是否通过,都要在3个月内进行听力学及医学评估;对迟发性和进行性的听力损失,可能在出生后3个月尚不能做出较为明确的听力学和医学诊断,需要在3岁前每半年进行一次听力学评估。

62.小于6月龄的宝宝应该如何进行听力学评估?

对于从出生到6个月内宝宝的听力学评估:以电生理测试为主,即诊断性耳声发射、226Hz和1 000Hz声导抗测试、短声ABR测试、有频率特性的听觉诱发电位测试和骨导ABR等,并结合儿童行为测听进行交叉验证,以确定听力损失的程度。

63. 6月龄~ 3岁的宝宝 如何进行听 力评估?

对于从 6 ～ 36 月龄宝宝的听力学评估:以儿童行为测听为主,评估听力损失的程度;如果行为测听不可靠或以前未做过听觉诱发电位检测,应进行 ABR 加有频率特性的听觉诱发电位测试,以评估听力损失的程度、性质和部位;必要时进行影像学检查,以评估听力损失的性质和部位。

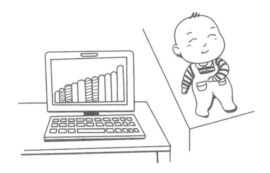

三　新生儿听力与基因联合筛查

64. 什么是 新生儿听力 与基因联合 筛查?

新生儿听力与基因联合筛查,是指在广泛开展的新生儿听力筛查的基础上融入耳聋易感基因分子水平筛查的理念,即在行常规听力学筛查的同时,在新生儿出生时或出生后 3 天内采集脐带血或足跟血筛查耳聋易感和常见基因,策略上亦包括普遍人群筛查和目标人群筛查。该理念是我国学者王秋菊教授 2007 年率先在国际上提出的,历经十余年的实践和发展,愈是显示出新生儿听力与基因联合筛查的优势。

65. 为什么要进行新生儿听力与基因联合筛查?

随着新生儿听力筛查工作的广泛开展和临床经验的积累,逐渐发现新生儿听力筛查存在局限性:即单纯进行新生儿听力筛查,可以发现先天性听力损失的患儿,但并不是所有的听力损失均会在出生后立即表现出来。如:巨细胞病毒感染、彭德莱综合征、非综合征型常染色体显性遗传性听力损失、隐性遗传的前庭水管扩大以及 12S rRNA m.1555A>G 或者 m.1494C>T 突变等与遗传相关的疾病均可表现为出生时听力正常,出生后出现迟发性听力损失,或者在后天发育过程中因为环境因素(头部轻微外伤、使用氨基糖苷类抗生素)导致听力损失。如果我们提前知晓易感基因情况,可对一些致聋因素进行规避。即使不能避免听力损失的发生,加强对这些进行性听力损失的患儿进行严密观察和尽早干预也可以明显提高儿童的言语发育和交流能力。因此,在广泛开展的新生儿听力筛查的基础上融入耳聋易感基因分子筛查的理念,对于早期发现、早期干预以及早期治疗,意义重大。

新生儿听力与基因联合筛查可以第一时间发现听力损失者,第一时间发现携带者,第一时间发现药物敏感者,最为重要的是联合筛查可提供有价值的病因学信息,有利于实现听力损失相关疾病的早期诊断和靶向干预。结合定期的随诊及监测,新生儿听力与基因联合筛查是目前最为有效的筛查策略。

新
生
儿
听
力
与
基
因
联
合
筛
查
330问

330 Questions for
Newborn Hearing Concurrent
Gene Screening

第
一
篇
新生儿听力与基因联合筛查

三
新生儿听力与基因联合筛查

66. 新生儿听力与基因联合筛查对听力损失防治的意义是什么?

目前对于新生儿听力的检查,传统的方法是通过听力检查,即听性脑干反应(ABR)或耳声发射(OAE)检查。这样可以得到新生儿的即时听觉情况。而联合了基因筛查之后,可以发现听力检查正常,但携带致聋基因突变的患儿,这些儿童可能短期听力正常,但在后期可发展为听力损失。联合基因筛查可以扩大对听觉异常儿童的预测范围,发现更多的听觉缺陷患儿,及早予以干预,在其语言发育之前予以治疗,避免聋哑儿童的出现,同时对于其将来婚配也有很大的指导意义。2019 年王秋菊教授团队研究发表了迄今为止国际上样本量最大、涵盖地区最广的新生儿听力与基因联合筛查,超过百万新生儿的大数据研究发现联合筛查较传统听力筛查可额外检出 13% 的听力损失儿童,还可额外检出 0.23% 携带 *MT-RNR1* 致病变异的新生儿,进一步证实新生儿听力与基因的联合筛查较单纯听力筛查有明显的优势,对于听力损失防治具有重要的意义。这种由中国最先开展并积极倡导的新生儿听力与基因联合筛查模式,得到了国际同行的广泛关注和高度赞扬。

67. 新生儿听力与基因联合筛查的时间与流程是什么?

新生儿听力初步筛查在新生儿出生后 48 ~ 72 小时内进行,而抽取新生儿血样进行基因筛查则在新生儿刚出生时进行。听力筛查结果会登记在案,血样则会送到实验室进行检测。听力筛查的结果在筛查后即出结果并告知家长,并提出下一步建议(复筛或进行诊断性听力检查),而基因筛查的结果大约于 2 周后出报告,将听力筛查结果和基因筛查结果进行整合,并给予下一步的诊治及随诊方案。

（1）新生儿听力初筛时间：出生后 48 ~ 72 小时。

（2）新生儿听力复筛时间：出生 42 天前后。

（3）早产儿听力筛查时间：

- 如果早产的宝宝病情稳定，医院未安排宝宝住进新生儿病房或监护病房，可以与普通新生儿一样在出生后 48 ~ 72 小时进行筛查。

- 对于住进新生儿病房或监护病房的早产宝宝，筛查人员一般会根据当时的病情，在宝宝出院前完成听力筛查，或者在早产宝宝修正月的 36 ~ 44 周左右进行。不同的医院在时间上会根据医院总体情况进行调整。

（4）新生儿耳聋易感基因筛查时间：

- 脐带血：出生时，产房脐带血采取，采取近婴儿端脐带血。

- 足跟血：可与新生儿疾病筛查（先天性甲状腺功能减退症、苯丙酮尿症）同时同量采取血样。

- 采血方法：采血人员打开采血卡，将脐带血或足跟血滴 0.1mL 在采血卡片的圆圈内，血量不能太少，也不能过量滴到圆圈以外。

(5)筛查流程:

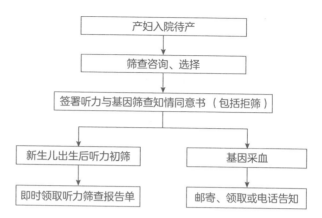

68. 新生儿听力与基因联合筛查知情同意书包括哪些内容?

新生儿听力与基因联合筛查的知情同意书包括以下内容:

(1)我知道此次听力和耳聋易感基因联合筛查项目会由相关专业人员操作并遵守医疗信息保密原则。

(2)我知道新生儿听力普遍筛查是《中华人民共和国母婴保健法》规定的内容,也是卫生健康委员会规定的新生儿筛查项目。

(3)我知道现行的新生儿听力筛查方法主要为耳声发射及(或)自动听性脑干反应,这是目前国际公认的客观、有效、快速、准确、无创性的新生儿听力筛查方法,迄今为止这也是早期诊断新生儿听力损害的最有效方法。我知道任何筛查技术都具有一定的假阳性及假阴性。

(4)我知道新生儿耳聋易感基因筛查可以在听力筛查的基础上明显提高听力损失检出率和发现潜在听力损失高危人员。我知道目前采用的耳聋易感基因筛查可以发现最常见的致聋基因的高危突变,是针对遗传性听力损失准确高效的方法。

（5）我知道所筛查的耳聋易感基因突变可能导致先天性听力损失、迟发性听力损失或者药物性听力损失，基因的检测结果有利于听力损失的早期诊断和预防。

（6）我知道采集基因筛查血样仅仅需要采集新生儿少量足跟血或脐带血，不会影响新生儿健康，我知道任何筛查技术都具有一定的假阳性和假阴性。

（7）我知道联合筛查中听力与基因筛查的结果将用"通过"和"未通过"的组合来表达。我知道两种筛查都显示为"通过"的新生儿说明听功能基本正常也没有携带高危致聋基因突变，但并不能排除孩子在以后的成长过程中会有进行性或突发性听力下降疾病的隐患；我知道任何一项筛查显示为"未通过"的新生儿都提示具有听力损失的可能或潜在因素，需要进行进一步诊断性检查；我知道两种筛查都显示为"未通过"的新生儿，是听力损失高危人员，提示会出现听力损失并确诊病因，需要进行明确诊断性检查。

（8）我知道无论联合筛查为何种结果，新生儿都会进入随访流程，筛查人员都会进行跟踪随访；我知道任何一项筛查方式为"未通过"的新生儿都将接受严密随访。

69. 新生儿听力与基因联合筛查的结果如何解读？

听力筛查有"通过"和"未通过"两种结果表达方式，基因筛查也有"通过"和"未通过"两种，而"未通过"又可以分为"携带者"和"纯合突变"两种形式。所以，听力与基因联合筛查可以提示 6 种不同的结果组合方式。如果两种筛查方式都显示为"通过"，则进入常规的随诊程序。若任何一种筛查方式出现"未通过"的结果都需要进行严密随诊，有些需要给予预警和提前干预,还有一些表现为先天性听力损失的患儿可以尽早得到确诊,从而指导下一步治疗。

70. 进行联合筛查会增加家庭和社会的额外负担吗?

进行听力与基因联合筛查的方案经过实践是成熟可行的。目前,在国内的大部分地区,进行听力筛查是免费的。耳聋基因筛查在全国范围内免费进行还很困难,一些有慈善基金或政府支持的项目可以做到免费,但大部分地区还是需要家长支付一定费用的。

但是对于家庭来说,和诊断出听力损失从而早期进行干预和预防所带来的好处相比,这样的成本是值得的,从总体层面和长远来看,联合筛查的实施不仅意义深远,还会为社会和听力损失者家庭节省费用的。

71. 新生儿听力与基因联合筛查对提高听力损失检出率的作用是什么?

传统的新生儿听力筛查,可以检查出绝大部分先天性中度以上的听力损失儿童,但是对于轻度听力下降,还有表现为迟发性或渐进性发病的听力损失儿童会出现漏诊。家长如果因为孩子通过了听力筛查而以为自己的孩子听力完全正常,就会忽视这些类型听力损失的发生。

而耳聋基因筛查可以在很大程度上对这些类型的听力损失做出诊断和预警。根据最新研究结果,仅对目前最常见的 4 个耳聋基因的 20 个位点进行筛查,联合筛查较传统听力筛查就可多检出 13% 的听力损失儿童,还可多检出 0.23% 携带 *MT-RNR1* 致病变异的新生儿。这使更多存在耳聋高危因素的孩子被纳入更高级别的随诊程序,还有一些孩子可以通过早期预防完全避免或延缓听力损失发生。

72. 通过新生儿听力与基因联合筛查就高枕无忧了吗?

首先,如同前面提到的,基因筛查只是检测最常见的耳聋基因的最常见的热点变异位点,对那些相对低发的耳聋基因或所筛查基因的罕见变异位点,常规的筛查方式可能会出现漏筛。因此,即使筛查通过也不能说明就没有遗传的问题了。

此外,在遗传性听力损失中,除了先天性听力损失外,还有迟发性或进行性听力损失,即出生和幼年时期听力正常,进入青春期或成年后才出现听力损失,虽然发现了一些基因与这个现象关联,但这部分疾病的机制尚不是十分明确,还可能与噪声等环境因素相关。因此,听力与基因联合筛查通过只是说明新生儿没有携带中国人群最常见的耳聋基因变异,同时目前的听力状况是正常的,并不能代表终生的情况。

73. 新生儿听力与基因联合筛查对新生儿听力随访的意义是什么?

以往,医生仅对听力筛查未通过的儿童进行严密随诊或诊断性检查,忽视了那些初步筛查通过的孩子,仅将他们纳入一般随诊程序。但是,由于儿童环境致听力损失因素的复杂性,很多初筛通过的家长会忽视随诊。而基因作为人类所携带的高度稳定的成分,可以让我们做出预测和提出指导时更加确定,提供给家长的信息和指导也更加有针对性。所以,结合了耳聋基因筛查结果的家长会更加愿意配合进一步的检查和长期的随诊,在后期的随访中也会更加主动和配合。

74. 听力损失会遗传吗?

听力损失是可以遗传的,但很多人却没有意识到。在遗传性听力损失中,大多数为常染色体隐性遗传,即携带同一致病基因突变听力正常的父母有 25% 的可能生出听力损失患儿,其中约 7% 的遗传性听力损失者是近亲结婚家庭的后代,可见近亲结婚是导致遗传性听力损失的一个重要因素。

另外，遗传性听力损失者还多发生在父亲和母亲均为聋哑的家庭中，听力损失者互通婚姻的结果是，其后代中除出现有听力损失的宝宝以外，还会出现携带遗传性听力损失基因的宝宝，虽然他们的听力表现完全是正常的，但耳聋基因携带者再次与另一位相同耳聋基因携带者结婚后，其下一代听力损失发病的风险仍然存在。研究发现，听力损失有多种多样的遗传方式，如常染色体显性遗传、常染色体隐性遗传、性连锁遗传、母系遗传等。目前推测与听力损失有关的基因可能有约 500 个，已知的耳聋致病基因已超过 150 个，其中非综合征型听力损失已知致病基因已有 110 余个。

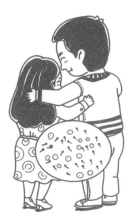

75. 听力损失的遗传方式是什么？

听力损失是一种单基因遗传疾病，即若单个基因的功能受到破坏即可导致听力损失症状的发生。据统计，在所有遗传性听力损失者中，只有约 30% 的患者为综合征型听力损失，即除听力损失以外，还伴有其他相关器官或系统疾病；而其余 70% 的遗传性听力损失被定义为非综合征型听力损失，即仅表现为听力下降。

而非综合征型听力损失按遗传模式又被分为:77%
为常染色体隐性遗传,22%为常染色体显性遗传,
1%为X连锁遗传,小于1%为Y连锁或线粒体遗
传。其中常染色体遗传性听力损失表明疾病的遗传
和发生与性别无关,而性染色体(X或Y)连锁则表示
疾病的遗传和发生与性别相关,而线粒体遗传则较为
特殊,是由家族女性成员将致病突变传递给后代,男
性可以携带,但不传递突变,因此线粒体遗传又称为
母系遗传模式。

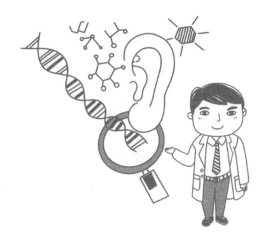

76. 什么是新生儿耳聋易感基因筛查?

新生儿耳聋基因筛查是指在新生儿出生时或出生后
3天内,采取新生儿脐带血或足跟血来进行筛查耳聋
易感基因和常见基因,策略上的筛查亦包括普遍人群
筛查和目标人群筛查。

新生儿耳聋易感基因筛查,最早是由解放军总医院第
一医学中心耳鼻咽喉头颈外科王秋菊教授于2007
年提出和倡导的,并联合中国听力医学发展基金会中
国贫困聋儿救助行动执行委员会、中国市长协会女市
长分会,在全国实施了新生儿听力与基因联合筛查的

大型公益活动——《爱尔启聪中国行》。该活动旨在推动我国聋病防控工作"战略前移、重心下移"的方针，为从根本上实现听力损失的早发现、早诊断及早预防，提高我国重大先天性出生缺陷——聋哑疾病的发现率，为建立新型的新生儿听力损失防控预警体系贡献力量。

77. 哪些是常见耳聋易感基因?

常见的耳聋易感基因有：

(1)线粒体 12S rRNA>1555G 基因和 C1494T 基因突变，可导致药物敏感性听力损失。

(2)*SLC26A4* 基因突变，可导致进行性和波动性听力下降。

(3)*GJB2* 基因突变，可导致极重度感音神经性听力损失。

78. 线粒体 DNA 12S rRNA 基因的 m.1555A>G 和 m.1494C>T 基因突变是什么意思?

通过功能学研究证实，线粒体 DNA *12S rRNA* 基因 m.1555A>G 和 m.1494C>T 位点发生突变可导致药物敏感性听力损失。

线粒体 DNA（mt DNA）是唯一存在于人类细胞质中的 DNA 分子，是独立于细胞核染色体外的基因组，具有自我复制、转录和编码功能，但同时受到核 DNA 的调控。在有性生殖过程中，受精卵的线粒体绝大部分来自卵子的细胞质，这一特点决定了线粒体遗传属于母系遗传。mt DNA 的突变可通过母亲传给后代，后代中女性可将突变的 mt DNA 继续传给下一代，而男性则不再下传，因此常常表现为"母病子女全病"的特点。这一特点也成为预防药物敏感性 mt DNA 相关突变携带者发生药物性听力损失的关键。

而携带有线粒体基因 m.1555A>G 和 m.1494C>T 突变位点的个体，对氨基糖苷类药物（如庆大霉素、链霉素、卡那霉素及阿米卡星等）异常敏感，通常很小的使用剂量就可能导致听力损失症状的出现，年龄越小，对听力影响越严重。如在成人，可导致持续性耳鸣，高频听力下降；而在儿童，甚至可导致极重度听力损失。

79. SLC26A4 基因突变意味着什么？

SLC26A4 基因定位于 7q31 染色体上，亦称 PDS 基因。其临床上可表现为进行性或波动性症状，可以发展至极重度听力损失，累及所有频率。SLC26A4 基因编码一种叫作 Pendrin 的跨膜蛋白，变性的 Pendrin 蛋白功能障碍，可导致内淋巴液离子浓度失衡，内淋巴囊和前庭水管扩大，从而出现大前庭水管综合征。由 SLC26A4 基因突变导致的大前庭水管综合征，约占遗传性听力损失的 20%。在大前庭水管综合征患者中，SLC26A4 基因突变的检出率高达 97.9%。

此类听力损失的特点是出生时听力多正常，生长过程中在一定因素的诱发刺激下呈波动性的听力下降，最终发展成重度或极重度听力损失。早期发现可以进行挽救性治疗，治疗及时可使部分患者听力不同程度地恢复。在新生儿，如果通过基因筛查发现并通过影像学检查骨 CT 证实个体患有大前庭水管综合征后，则可通过对其家长进行的预防指导而减缓听力损失的发生。

80. *GJB2* 基因突变意味着什么?

GJB2 基因是定位在 13q12 染色体区域,临床中以极重度的语前感音神经性听力损失为多见,亦可表现为进行性听力损失。调查发现 50% 的常染色体隐性遗传性听力损失(ARHI)家系和 37% 的散发 ARHI 患者中可检出 *GJB2* 基因突变,所以 *GJB2* 基因为耳聋易感基因之一。

在我国约有 21% 的先天性听力损失者与该基因相关。确诊为遗传性听力损失的患者,在择偶时应避免选择与自己相同耳聋基因的聋哑人,这样可以有效地降低生育听力损失儿童的风险率。

81. 没有耳聋家族史能排除携带耳聋相关基因吗?

有的人可能想,孩子父母双方的亲属都没有听力损失者,我们不可能生出遗传性听力损失的孩子,那就错了。实际上,根据笔者课题组及国内其他研究显示,*GJB2* 和 *SLC26A4* 基因的致病变异在中国听力正常人群中有不低的流行率,只是因为仅仅携带了一条致病基因,另一条基因发挥了代偿作用,从而没有表现出听力损失,如果寻觅配偶时很巧合地遇到了与你携带同一个致病基因甚至同一个致病基因变异位点的对象时,后代就有 25% 的概率出现遗传性听力损失。所以,婚前进行遗传咨询和孕前指导是非常必要的。

82. 家里没有听力损失者,孩子为什么会出现遗传性听力损失?

家长们有时非常疑惑,双方家庭都没有听力损失者,为什么会生出遗传性听力损失的孩子呢?这就涉及了遗传性听力损失的新发突变(*de novo*)和隐性遗传的问题。在孩子的受精卵发育到胎儿的漫长时期中,病毒感染、环境毒害等因素均会导致孩子的基因发生突变,从而导致新发突变的产生,但这种新发突变导致的听力损失可以由孩子遗传给后代,故也属于遗传性听力损失。另一种情况更多见,即父母双方各自携带一条致病的耳聋基因变异的染色体,非常巧合的是他们结合了,并且以 25% 的概率将两条致病基因变异都遗传给了孩子,这样就发生了非常不幸的事件——听力正常的父母的后代患有遗传性听力损失。

83. 听力损失能预防吗?

应该说,在目前的科技发展水平和医疗技术水平的情况下,针对一部分可以找到致病原因的听力损失是可以预防的。对于新生儿和婴幼儿来说,导致听力损失最常见的原因之一是中耳炎,对新生儿和婴幼儿进行广泛的听力筛查,可以及早地发现婴幼儿的中耳炎,进行早期治疗和干预,以免此疾病影响婴幼儿日后的言语学习和发育。

对于那些先天性非遗传性听力损失,这种听力损失的发生原因目前尚未查清,预防这类听力损失的关键是在妊娠期和围生期做好母婴保健工作。对于那些携带耳聋基因有可能生育遗传性听力损失孩子的家庭来说,预防听力损失的关键是进行遗传咨询。

84. 先天性遗传性听力损失如何预防?

要预防先天性遗传性听力损失至少应该做到如下几个方面:①严格履行婚姻法,禁止近亲结婚;②两名先天性遗传性听力损失者之间应慎重结婚;③先天性遗传性听力损失者可以与非遗传性后天性听力损失者或正常人结婚;④如果先天性遗传性听力损失者与非遗传性后天性听力损失者或正常人结婚,第一胎为先天性听力损失患儿,在生育第二胎前需进行耳聋基因检测与遗传咨询;⑤患听力损失的青年男女要结婚生育,需要通过耳聋遗传咨询,判断其是否具有家族遗传性,并在医师指导下进行生育。

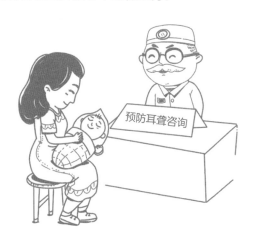

85. 哪些是导致先天性听力损失的遗传性因素?

导致先天性听力损失的遗传性因素主要是核基因以及线粒体基因的变异所引起,因而其听力损失的遗传也表现为常染色体显性、常染色体隐性、性连锁和母系遗传等遗传模式。而患者的听力损失也可以表现为没有其他器官系统异常症状的非综合征型听力损失以及伴有其他器官系统异常症状的综合征型听力损失。

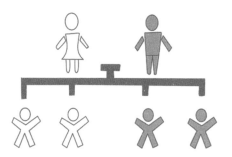

86. 哪些疾病可能导致遗传性传导性听力损失?

(1)单纯遗传性的外耳和中耳的畸形;即不伴有其他器官系统的异常。

(2)与其他器官的异常同时存在的综合征型的外耳、中耳畸形:

1）颅面骨发育不全：又称 Crouzon 病，是一种常染色体显性遗传病。主要特征为头颅畸形（小、短），上颌骨和下颌骨发育不全，眼距过宽，突眼，鹦鹉鼻等，其听力损失多为中耳畸形导致的传导性听力损失。

2）下颌骨颜面发育不全：即 Treacher Collins 综合征，或称 Franceschettis 综合征。是一种常染色体显性遗传病，其主要特征是上、下颌骨和颧骨的发育不全，眼睑形态异常，外耳及中耳的畸形。

3）颈 - 眼 - 耳发育不全：又称 Duane 综合征，是一种常染色体显性遗传病。本病的主要体征是颈椎的椎体融合导致短颈，眼外直肌麻痹，眼球内陷，耳郭、外耳道闭锁，听小骨融合，镫骨脱离前庭窗等异常，内耳也可以出现畸形。

4）成骨不全：其主要特征是蓝巩膜、脆骨症以及传导性、感音性或者混合性听力损失。如果这种成骨不全发生在儿童时期，则可称为 Vander Hoeve 综合征。

5）马方综合征：患者的身高比较高，脊柱侧弯，长指（趾），肌张力低下。是一种常染色体显性遗传性疾病。患者的听力损失可以是传导性、感音性或者也可以是混合性。除此之外，患者还可能合并有晶状体脱位的倾向和心血管疾病（特别是主动脉瘤）。

6）皮 - 罗综合征：是一种常染色体显性遗传病，患者的主要体征为腭裂、小颌畸形和舌下垂；因此本病又称腭裂、小颌、舌下垂综合征。本病还有其他一些异常的临床体征如：小头畸形、髋部脱位、马蹄内翻足、脑积水和智力低下等。患者在耳部的畸形表现为耳郭低位、杯状耳、中耳和（或）内耳的发育不全，因此患者的听力损失可以表现为传导性或者混合性。

7）软骨发育不全或称侏儒症：患者的身材矮小，头大；听小骨可以和鼓室骨缘融合，耳蜗畸形等，患者的听力损失多为传导性。

8）尖头并指（趾）：又称阿佩尔综合征。本病可以是常染色体显性遗传，也可以是新发生的基因突变所引起。患儿的头颅尖而显高耸，前额扁平，腭弓高拱，上颌骨发育不全，鞍鼻、并指（趾），患者听力损失为传导性。

9）耳－腭－指综合征：患者额骨、枕骨、下颌骨及腭骨发育不全，短指，智力低下，耳屏过低，小耳，听骨链畸形，本病是性连锁遗传模式，听力损失表现为传导性。

除了以上常见的综合征之外，临床上见到的综合征型听力损失还有 Warrdenburg 综合征、甲状腺肿－耳聋综合征、特纳综合征、奥尔波特综合征等。

87. 新生儿基因筛查的流程是什么？

在新生儿出生时采用自行设计的含有听力筛查信息和血样信息的新生儿遗传疾病筛查采样卡（采集卡片上记录采样对象的基本信息、样本信息、听力筛查结果和基因筛查检测结果）采集新生儿的脐带血。

信息摄取与样本采集同步进行，听力筛查结果与基因筛查结果同时体现，显示了临床表型和病因学分析综合汇总的特点，可以综合评估遗传疾病的发生和发展，为新生儿或其他人群早期的临床疾病筛查和病因学筛查提供依据，为新生儿或其他人群可能发生的迟发性遗传疾病的预测提供依据。

88. 宝宝如何进行新生儿耳聋易感基因筛查?

当新生儿出生时,由产科助产护士采集新生儿足跟或脐带血液(仅仅需要 1 滴血,约为 0.1mL 就足够了),这些血液被送到实验室进行目标耳聋基因的检测,检测后的结果再返回医院,经过和听力筛查结果的整合,为新生儿,家长出具联合筛查报告并提出建议。

89. 进行耳聋基因筛查时,家长如何配合?

家长的配合非常重要。首先要充分了解耳聋基因筛查的意义,准确提供所有可能导致听力损失发病的信息,对进行筛查后发送到手中的检测报告和提供的随诊方案需认真阅读,不清楚的地方要和检测单位进行充分沟通,按照建议的复查和随诊方案及时进行复诊。对提示听力损失高风险的孩子,针对其听力状况需密切观察,一旦发现孩子出现听力下降需及时就诊。

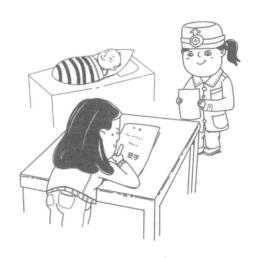

90. 血样采集对宝宝有影响吗?

血样采集对宝宝的健康没有任何影响。目前主要的采血方式为点刺采集足跟血或抽取脐带血,而且只需要 0.1mL 血量就足够提取 DNA 进行检测了,对新生儿不会造成任何不良影响。

91. 新生儿耳聋易感基因筛查血片如何采集和保存？

将采集到的血液 0.1mL 滴入采血卡的规定区域（血滴要不大不小），滴好血的血片要放置到清洁通风的环境中自然晾干，按照采血卡上设计好的规定内容填写完整新生儿的各项信息，最后将卡片放入专用的信封中送到实验室进行检测。

92. 目前有哪些方法可以进行耳聋易感基因筛查？

能够进行致病变异位点筛查的方法有很多，常用的有直接测序、目标位点特异性筛查（酶切、基因芯片、变性高效液相色谱分析、飞行时间质谱、四引物扩增受阻 PCR 等），检验单位会根据筛查的不同需要选择最适合的方案，既要保证良好的经济效益比，也要尽力保证筛查方案的快速和准确。

93. 宝宝进行耳聋易感基因筛查可能会出现几种结果？

目前的耳聋易感基因筛查主要筛查 3 个基因的 4 个热点变异位点，在将来筛查的耳聋基因和变异位点会进一步增加。

基因检测的结果用"通过"和"未通过"两种显示方式，而任何一个筛查位点发现变异（纯合突变或杂合携带者）都显示为"未通过"。不同的基因筛查结果可能会导致不同的情况，会在报告中详细指出。最后根据基因筛查结果和听力筛查的结果，提示不同的随诊方案和干预措施。

94. 不同的耳聋基因筛查结果意味着什么？

目前的耳聋基因筛查主要包括中国人群中最常见的三种致聋基因，即 *GJB2*、*SLC26A4* 及线粒体 m.1555A>G 变异。

GJB2 基因的纯合突变可导致先天性听力损失或进行性听力损失，而杂合突变则为耳聋基因携带者，也可导致迟发性听力损失。关于 *GJB2* 基因杂合携带

者将来生育时,如果配偶也为 *GJB2* 基因携带者,其后代将有 25% 的可能会出现先天性听力损失,有 50% 的可能为耳聋基因变异携带者。

SLC26A4 基因的纯合突变会导致彭德莱综合征或大前庭水管综合征,表现为先天性听力损失、进行性听力损失或后天外伤等因素造成的突然听力下降。*SLC26A4* 基因杂合突变为携带者,后代发病的几率同 *GJB2* 基因杂合携带者。

线粒体基因 *12S rRNA* 基因突变是氨基糖苷类抗生素所致药物性听力损失的高度易感突变,会因使用了很小剂量的氨基糖苷类抗生素而导致突发性聋(即出现一针致聋),而且家族中所有母系成员都是氨基糖苷类抗生素致聋的高危者,应都避免使用氨基糖苷类抗生素。

但如果常见耳聋基因筛查没有发现携带突变,也不意味就可以放心了。因为耳聋基因共有几百余种,目前只是纳入了最常见的 3 种基因,并不能排除其他少见耳聋基因或突变。我们下一步将争取纳入更多的致聋基因进行筛查,以免漏掉可能的致病因子。

95. 新生儿耳聋基因筛查未通过是什么意思?

基因筛查主要是对 *GJB2* 基因、*SLC26A4* 基因、线粒体 12S rRNA m.1555A>G 或者 m.1494C>T 进行筛查。若 *GJB2* 基因未通过,意味着在 c.35delG、c.167delT 及 c.235delC 区域可能检查出变异位点,因为 c.35delG、c.167delT 及 c.235delC 等变异位点检出率较高。遗传异质性在 *GJB2* 基因中表现也尤为突出,即使在同一个家系中,也可以表现出从轻度到极重度听力损失的不同表型。如果 *SLC26A4*

基因筛查未通过,可能意味着内淋巴液离子浓度失衡,内淋巴囊和前庭水管扩大。如果线粒体 12S rRNA m.1555A>G 或者 m.1494C>T 未通过,意味着孩子对氨基糖苷类药物具有超敏性,要避免此类药物的使用。

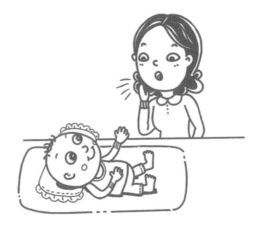

96. 耳聋基因筛查未通过该怎么办?

耳聋基因筛查未通过,可以根据其基因的致病性质,采取正确的预防、治疗措施,给予早期观察及定期复查,早期干预早期治疗,避免孩子严重听力损失的出现。如线粒体 12S rRNA m.1555A>G 或者 m.1494C>T 未通过,可以对患者及其亲属进行用药指导,避免使用氨基糖苷类药物,以免发生因用药不当而导致的听力损失。

97. 基因筛查的遗传咨询应注意哪些问题?

新生儿的耳聋基因普遍性筛查,不能等同于耳聋基因诊断,在筛查阶段针对结果进行的遗传咨询过程中,咨询医生应主要在以下几点加以注意:

(1)注意筛查的局限性,特别是筛查"阴性"的受检者,并不代表受检者没有携带遗传性听力损失相关基因变异(因为筛查只覆盖了几个热点变异位点)。

（2）条件许可的情况下，应将基因筛查和听力筛查结果结合起来，以获得更多的遗传和听力信息指导遗传咨询和康复。

（3）对基因筛查"阳性"者（*GJB3*基因除外），或基因筛查"阴性"但听力筛查"未通过"者，均应建议到具有相应资质的单位进行听力学、影像学和遗传学诊断，以获得更为准确的遗传咨询和康复指导。

（4）特别注意的是：基因筛查结果不能用以指导开展产前诊断。

（5）基因筛查咨询应注意遵循遗传咨询的基本伦理学原则，包括保护隐私原则，非指导性原则，自愿和尊重原则，平等原则，教育原则等。

（6）对筛查结果进行解释咨询时，应充分考虑到基因筛查理论及技术的局限性，以及听力损失遗传异质性和表型多样性，不应使用过于肯定的语气轻易地下定论。

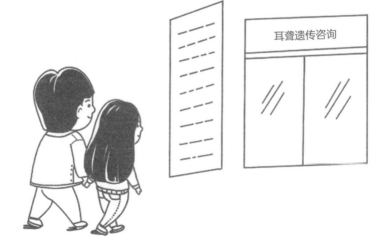

新生儿
听力与
基因
联合筛查
330问

330 Questions for
Newborn Hearing Concurrent
Gene Screening

第一篇 新生儿听力与基因联合筛查 ｜ 三 新生儿听力与基因联合筛查

98. 由筛查机构转诊至基因诊断机构的判定标准是什么？

（1）下列情况不需转诊至诊断机构：

- 基因筛查"阴性"且听力筛查"通过"者。

- *GJB3* 阳性且听力筛查"通过"者。

（2）下列情况应转诊至诊断机构：

- 基因筛查"阳性"（*GJB3* 阳性除外）且听力筛查"通过"或"未通过"者，包括以下三种情况：

  1) *GJB2* 或 *SLC26A4* 基因双位点突变阳性且听力筛查"通过"或"未通过"者。

  2) 12S rRNA m.1555A>G 或 者 m.1494C>T 均质或异质突变阳性且听力筛查通过或未通过者。

  3) *GJB2* 或 *SLC26A4* 基因单个突变阳性且听力筛查通过或未通过者。

- 基因筛查"阴性"且听力筛查"未通过"者。

- 有听力损失家族史或要求诊断性检测者。

新生儿听力
基因联合筛查
330问

330 Questions for
Newborn Hearing
Concurrent Gene
Screening

第二篇)))

与新生儿听力筛查相关的
听力学检测方法

99. 听力学及听力学诊断涉及哪几个方面的内容？

听力学是一门边缘学科，基础听力学涉及以下几个方面的内容：

（1）组织学：即人类听觉系统的组织结构。

（2）生理声学：即听觉生理学，包括外中耳的传音机制、内耳的感音机制、生物电信息的传递机制以及中枢的综合分析等生理过程。

（3）心理声学：如纯音测听、阈上听功能测试（短增量敏感指数试验、交替双耳响度平衡试验）、言语测听（言语接受阈和言语识别率）等。

（4）电声学：研究声能和电能相互转换的原理、技术以及应用，研究对象包括传声器、扬声器和耳机等。

100. 听力诊断性检查包括哪些测试项目？

听力诊断性检查需要在专业医生和听力师的指导下根据婴幼儿的年龄和病情，选择不同的检查项目组合来进行，目前临床上主要包括以下几项测试：

鼓室声导抗测试（主要反映中耳功能）、耳声发射（主要反映耳蜗外毛细胞的功能）、听性脑干反应阈值和潜伏期测试（ABR 阈值主要反映高频听力状况）、40Hz 听觉事件相关电位（40Hz AERP，其阈值主要反映中低频听力状况）、稳态听觉诱发电位测试（具有频率特异性的测试，可反映低频至高频的听力状况），6 月龄以上的孩子可以进行儿童行为测听检查，其结果要与客观检查的结果相互印证，确保结果的准确。

101. 宝宝的听力诊断结果在什么水平是异常的?

听力诊断性检查完成后,家长会得到多项听力测试的结果,这些结果要参照正常听力指标后确定是否属于听力损失状况。主要的正常听力指标包括:

(1)听性脑干反应阈值≤ 30dB nHL,且各波潜伏期在正常范围之内。

(2)40Hz AERP 阈值≤ 40dB nHL。

(3)226Hz 声导抗鼓室图为 A 型曲线,1 000Hz 声导抗鼓室图为峰型,且镫骨肌反射可引出。

(4)畸变产物耳声发射:1 000~8 000Hz 引出反应。

(5)稳态听觉诱发电位:500Hz、1 000Hz、2 000Hz、4 000Hz 的阈值(校正单位后)≤ 30dB nHL。

(6)儿童行为测听:按照世界卫生组织(WHO)听力损失的分级标准,取 500Hz、1 000Hz、2 000Hz、4 000Hz 行为听阈的平均值,正常值为≤ 25dB HL。3 岁以内儿童,平均听阈≤ 30dB HL 视为听力正常。6 月龄以内的婴幼儿,儿童行为听力测试配合不好,无法获得准确的听阈时,需要参考 ABR、40Hz AERP 以及 ASSR 阈值进行评估。

听力检查结果不能达到以上正常范围的即为异常。有的宝宝在日常活动中看不出有听力问题,但进行检查时却发现听力指标有异常,这些宝宝需要进一步随访,家长要与医生、听力师针对宝宝听力损失情况进行充分沟通,确定是否进行助听干预及下次宝宝接受听力诊断的时间。

102. 新生儿及婴幼儿听力损失应该如何诊断?

新生儿及婴幼儿听力损失的诊断包括如下几个方面:

(1)询问病史,包括以下内容

1)听力损失发生的时间,是否进行性加重。

2)听力损失家族史:注意是否有听力损失家族史及伴随听力损失的其他遗传性疾病史。

3)母亲妊娠分娩史:母亲妊娠期有无感染史、疾病史及用药史,尤其是早期妊娠(妊娠12周内),如巨细胞病毒、风疹病毒、麻疹病毒、梅毒、弓形虫等的感染;分娩期间有无窒息缺氧、难产史等。

4)新生儿期听力损失高危因素 [参阅:《新生儿疾病筛查技术规范(2010 年版)》]、孩子的疾病史、发育史、用药史。

(2)一般检查:精神状况,营养发育,神经反射,心理、运动及语言发育情况。颅面部有无异常(如低位耳、蓝巩膜、虹膜异色、颅面部畸形等),还要关注皮肤、毛发、颅面、眼、颈、心脏和肾脏等,以排除各种伴有听力损失的综合征。

(3)耳鼻咽喉常规检查(包括耳郭、外耳道、鼓膜)

1)耳郭及外耳道检查:有无小耳、外耳道狭窄或闭锁等畸形,外耳道皮肤是否有充血肿胀,有无耵聍栓塞或分泌物。

2)鼓膜检查:观察鼓膜的位置、色泽、标志、活动度,有无穿孔。

(4)听力学检查

1)客观检查:包括听性脑干反应、耳声发射、声导抗测试、稳态听觉诱发电位（ASSR）、40Hz 听觉事件相关电位（40Hz AERP）等。

2）主观检查：行为测听，包括行为观察测听、视觉强化测听和游戏测听、言语测听。

（5）影像学检查：鼻咽侧位片、颞骨薄层 CT 检查、耳部 MRI 检查。

（6）实验室检查：对母亲和婴幼儿的血、尿检查，有助于发现先天性感染或早期的感染（如：风疹病毒、巨细胞病毒、梅毒、弓形体病等）；与听力损失有关的分子遗传学检测：染色体、基因检测。

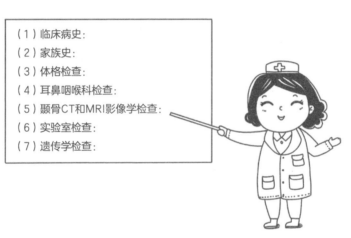

（1）临床病史：
（2）家族史：
（3）体格检查：
（4）耳鼻咽喉科检查：
（5）颞骨CT和MRI影像学检查：
（6）实验室检查：
（7）遗传学检查：

103. 宝宝接受听力学诊断前要做哪些准备？

如果宝宝没有通过听力复筛，应在 3 个月内接受系统的听力学诊断。由于听力学诊断涉及外耳、中耳和内耳功能的评定，系统检查至少需要 1~2 个小时，要使孩子处于熟睡状态以便能够完成所有的检查项目。因此，家长在为宝宝进行检查的前一天和当天可考虑减少宝宝睡眠时间，使其在检查前处于困倦状态，检查前 1 小时最好不要进食，遵照医嘱并在专业听力师的指导下，根据预约检查时间，一般在准备检查前半小时服用镇静药物,并准备好孩子外出时常用的物品,例如水、奶瓶、奶粉、尿不湿、换洗衣物等。

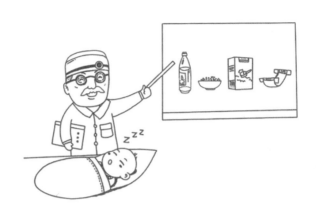

104. 婴幼儿进行听力学检查为什么要使用镇静剂?

在听力学检查中,儿童听力学诊断方法包括:客观听力检查和主观听力检查。客观听力检查包括:声导抗、听性脑干反应、40Hz 听觉事件相关电位、耳声发射、稳态听觉诱发电位等。顺利完成整套客观听力检查需要 1~2 小时,宝宝需要安静,全身放松,不能有任何动作,否则会影响检查结果的判断及准确性。考虑到宝宝在进行检查时大多数不会像成人一样主动配合,所以临床上常选用安全性能较高的 10% 水合氯醛来做镇静剂,保证患儿在检查过程中处于安静的睡眠状态,以便顺利完成检查。另有,临床上婴幼儿进行影像学检查或者心电图检查等,对于不能配合的患儿,也需要口服 10% 水合氯醛溶液,它是儿童镇静剂的首选。

105. 水合氯醛对宝宝会有影响吗?

水合氯醛为催眠、抗惊厥药。催眠剂量 30 分钟内即可诱导入睡,引起近似生理性睡眠,催眠作用温和,无明显不良反应,是听力检查常规使用催眠药物。

由于医学科学的特殊性和个体差异性,在水合氯醛的使用中及使用后可能出现的不良反应有：对胃黏膜的刺激；可能会嗜睡、体温低；可能引起癫痫发作；可能会有吞咽困难、呼吸短促或困难、心率过慢、严重乏力；过量使用可能损害肝、肾功能，在恢复时可产生短暂的黄疸或（和）尿蛋白；偶有发生过敏性皮疹、荨麻疹；心脏病，动脉硬化，肝、肾及严重肺功能不全者慎用；消化性溃疡禁用。

所以，对于早产儿、低体重儿或患有心脏病、肝脏疾病、热性疾病、特异体质等疾病的患儿，应当在相关专科医生的指导下用药，以降低其不良反应的发生率。

106. 患儿在口服水合氯醛前后的注意事项有哪些？

（1）患儿在检查前一晚和当天尽量减少睡眠时间（晚睡早起），以保证来医院检查时处于一种困倦的状态，再配合药物的镇静作用，较易进入睡眠状态。

（2）检查前按患儿体重给药（按 0.5mL/kg 给药），给药时不能兑入奶粉或其他液体中。

（3）口服水合氯醛后患儿可能会有头晕症状，因此患儿服药后至检查结束后，药效可能还未完全消退，最好不要自己行走，以防摔倒。

（4）水合氯醛味道较苦，有刺激性，可备糖果等有甜味零食以使患儿更快的服下药物。

（5）口服水合氯醛前后应尽量少吃奶、少饮用水及饮料，以免有效药液浓度被稀释，影响药效发挥。

107. 怎样确定宝宝出现听力损失的病因？

具有听力损失的婴幼儿的病因评价包括如下几个方面：

（1）临床病史：有无母亲妊娠期感染史、有无围生期和新生儿期听力损失高危因素、有无耳毒性药物使用史等。

（2）家族史：有无家族在儿童期发病的永久性听力损失史等。

（3）体格检查：重点检查可能与儿童时期听力损失有关联的系统，如头、面、颈部（有无畸形），皮肤（有无色素沉着），眼（有无巩膜、虹膜异色症），心脏（有无畸形），肾脏（有无畸形）和甲状腺（有无肿大）等。

（4）耳鼻咽喉科检查：有无小耳畸形、耳前赘生物、耳前瘘管、外耳道狭窄、外耳道闭锁、外耳道堵塞、鼓膜颜色异常、中耳异常、分泌性中耳炎；鼻部有无肿物，有无腭裂等。

（5）为了排除内耳（耳蜗、前庭）的发育异常，应该行颞骨 CT 检查和内耳 MRI 检查。

（6）实验室检查：对母亲和婴幼儿的血、尿进行实验室检查，将有助于发现先天性感染或早期的感染，如风疹病毒感染、巨细胞病毒感染、梅毒、弓形体病等。

（7）遗传学的检查：部分原因不明的听力损失是由基因变异引起的，因此应该对患儿进行必要的遗传学检查，如调查家族史，画家系图，进行血细胞的染色体或者基因检查等。

108. 初次听力学诊断结果显示有听力损失后，家长应该怎么办？

早期发现听力损失并及时对宝宝进行适当的治疗、干预和康复，宝宝是可以获得足够的听觉言语输入并可学会说话的。所以如果宝宝初次听力学诊断有听力损失，一定要定期随访，按时进行听力诊断性检查（每隔 3 个月一次），以确定宝宝不同时期的听力损失程度，通过检查我们才可以得知：宝宝听力水平加重了还是好转了，或是达到正常水平了，例如是否能主动寻找声源,或是否需要用药或其他干预手段。

总之,根据宝宝听力发展的不同阶段和听力结果,医生、听力师都会综合分析,及时为家长提出有效的治疗及康复方案。

109. 听力损失分级标准?

听力损失有不同的分级方法,根据听力损失的程度,临床上常使用以下分级方法。

世界卫生组织(WHO 1997)听力损失分级

听力损失分级	500、1 000、2 000、4 000Hz 平均听阈
轻度	26 ～ 40dB HL
中度	41 ～ 60dB HL
重度	61 ～ 80dB HL
极重度	≥ 81dB HL

评估时注意:两耳的听力损失程不同时,以听力较好的耳为准。

110. 听力残疾的定义及我国对听力残疾是怎样分级的?

听力残疾是指由于各种原因导致双耳不同程度的永久性听力损失,听不到或听不清周围环境声及言语声,以致影响日常生活和参与社会活动。根据 WHO 预防聋和听力减退项目报告(1991 年,日内瓦)以及项目进展第 1 次会议报告(1997 年,日内瓦),对听力残疾的定义及听力障碍的定义如下:①成人:较好耳 500、1 000、2 000 和 4 000Hz 四个频率永久性非助听听阈级平均值≥ 41dB HL;②儿童(15 岁以下):较好耳 500、1 000、2 000 和 4 000Hz 四个频率永久性非助听听阈级平均值≥ 31dB HL。

我国 2006 年第二次残疾人抽样调查规定的听力残疾分级标准与 1997 年 WHO 推荐的听力损失标准相接轨。依据听力障碍程度不同,从结构、功能、活动和参与、环境和支持四个方面,将听力残疾划分为四个等级(资料来源《第二次全国残疾人抽样调查听力残疾标准的制定》– 孙喜斌):

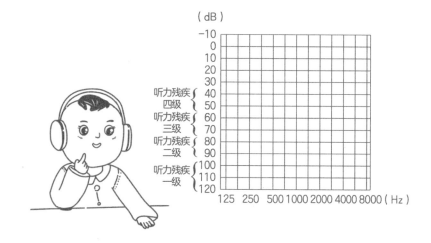

听力残疾一级:听觉系统的结构和功能方面极重度损伤,较好耳平均听力障碍在 ≥ 91dB HL 以上,在无助听设备帮助下,几乎听不到任何声音,不能依靠听觉进行言语交流,在理解和交流等活动上极度受限,在参与社会活动方面存在严重障碍。

听力残疾二级:听觉系统的结构和功能重度损伤,较好耳平均听力障碍在 81~90dB HL 之间,在无助听设备帮助下,只能听到鞭炮声、敲鼓声或雷声,在理解和交流等活动上重度受限,在参与社会活动方面存在严重障碍。

听力残疾三级:听觉系统的结构和功能中重度损伤,较好耳平均听力障碍在 61~80dB HL 之间,在无助听设备帮助下,只能听到部分词语或简单句子,在理解和交流等活动上中度受限,在社会活动参与方面存在中度障碍。

听力残疾四级:听觉系统的结构和功能中度损伤,较好耳平均听力障碍在 41~60dB HL 之间,在无助听设备帮助下,能听到言语声,但辨音不清,在理解和交流等活动上轻度受限,在参与社会活动方面存在轻度障碍。

111. 什么是心理声学测试?

临床听力学是研究听力的科学,而心理声学是研究听觉处理机制的科学。二者之间有着密切的关系。听力师进行听力测试的过程就是心理声学的应用过程。纯音测听、言语测听、儿童行为测听都属于心理声学范畴。

二 声导抗测试

112. 声导抗是由哪些成分组成的?

声导抗分为声阻抗和声导纳两部分。

(1)声阻抗是媒质或传声结构对能量传播的阻尼与抵抗作用,分成声阻与声抗两部分。

声阻是声波传播过程中由于流体阻力或界面摩擦把声能消耗为热能的部分。

声抗是将声能转化为势能,并储存在传声结构这样一个"质量—弹性系统"中,声抗又可分成与传声结构的质量相关的质量声抗和与传声结构的劲度相关的劲度声抗。

(2)声导纳是声阻抗的倒数,它们实际上是对同一物理特征的两种相反的表述。与声阻抗相反,声导纳是表征一个传声结构对声音的传导和接纳的难易程度。声导纳也可分成声导和声纳两部分。

声导与声阻相反,它表示媒质或传声结构对声能传播的接纳程度。

声纳又可依据它与质量和劲度的关系,分成顺应性声纳和惯性声纳。顺应性声纳表示声能流过弹性成分而不被转化为弹性势能的容易程度;惯性声纳表示声能流过质量成分而不被转化为动能的容易程度。

113. 鼓室声导抗检查中鼓室图有几种类型,分别代表什么意义?

根据鼓室图的形态,Liden-Jerger(1980)将其分为以下几种类型。

(1)A型(正常型):曲线成单峰型,声导抗压力峰在0daPa附近(正常范围:-100 ~ +100daPa),峰值幅度 0.3~1.6mmho,见于正常耳或中耳功能正常的感音神经性听力损失。

(2)Ad型(高峰型):峰压在正常范围,声顺峰特高,峰值幅度 ≥ 1.6mmho,是由于鼓膜 - 听骨链的活动度过大,见于中耳活动度增高的病变,如听骨链中断、鼓膜萎缩以及鼓膜愈合性穿孔等。

(3)As型(低峰型):峰压在正常范围,峰值<0.3mmho,见于中耳活动度受限,听骨活动度差的病变,如耳硬化症、听骨链固定等。

（4）B 型（平坦型）：外耳道压力变化使声顺变化很小，曲线较平坦，没有峰值，见于中耳积液、粘连性中耳炎、鼓膜穿孔、鼓膜置管通畅和耵聍栓塞等，测量外耳道体积可以鉴别这几种情况。

（5）C 型（负压型）：声导抗峰明显向负压侧偏移，超出 -100daPa 以外，有明显的声顺峰，这一点与 B 型图不同，见于中耳负压，如咽鼓管功能障碍及早期分泌性中耳炎。

在对鼓室声导抗的结果进行判定时应注意：正常鼓室声导抗图，中耳不一定正常；而中耳正常，鼓室声导抗图不一定正常。当鼓膜及听骨链存在双重病变时，鼓室声导抗图仅反映鼓膜的病变。

114．儿童听力诊断为什么要用鼓室声导抗检查？

声导抗是临床听力诊断的基本方法之一，鼓室声导抗检查能够提示中耳功能是否正常，这对判断听力损失的性质有很大价值。因为诱发性耳声发射的前提之一是中耳结构及功能必须完好，所以耳声发射检查前应注意排除外耳、中耳病变。新生儿如无中耳疾患，其诱发性耳声发射反应可准确反映耳蜗功能正常与否。若孩子有中耳疾患，单纯进行耳声发射测试时部分频率可能消失，所以在进行耳声发射测试前需要进行中耳鼓室声导抗测试。而且，由于儿童是中耳炎的高发人群，中耳炎是造成这一年龄段儿童听力损失的主要原因，所以儿童诊断使用中耳鼓室声导抗测试非常必要。

115．为何婴幼儿鼓室声导抗测试需加测1 000Hz探测音？

声导抗测试是测试中耳功能的快速、有效的方法。但是，新生儿和婴儿出生后外耳和中耳经历了一系列结构改变的过程，包括1岁以内婴儿外耳道大小和直径的增加，使其顺应性发生改变，导致外耳道共振增益和共振频率的改变；随着6个月内从鼓膜到镫骨足板的距离增长，增加了中耳含气腔，扩大了中耳的容积，加之乳突气化的增加，而导致中耳腔容积增加，使鼓膜的顺应性和控制低频传导方面受到影响；此外，中耳腔中存在的羊水和间叶细胞逐渐消失，也使得中耳总质量减少；镫骨密度降低质量减少；听骨链关节之间和镫骨足板附着到前庭窗上的紧密程度也在发生改变，这些都会减少抵抗成分。因此，常规的226Hz探测音测试的鼓室图不能真实反映6月龄以内的婴幼儿中耳有无病变和中耳功能是否正常，故推荐对6月龄以内的婴儿采用1 000Hz探测音行鼓室图测量。

116.什么是宽频声导抗测试？

宽频声导抗（wideband acoustic immittance，WAI）是一种新的中耳功能评估手段。采用226~8 000Hz范围的宽频短声作为探测音，通过获得能量吸收率（wideband absorbance，WBA）或能量反射率（energy reflectance，ER），来分析中耳功能状态。当声波传入外耳道，一部分声能被中耳和耳蜗吸收，一部分被反射回外耳道。反射的能量与总能量的比值定义为反射率，将1−反射率定义为吸收率，也就是吸收的能量与总能量的比值，吸收率的变化从1.0到0.0，代表了能量完全被中耳吸收到完全被反射。不同频率的声能信号，吸收率和反射率不同。通过在宽频范围（226~8 000Hz）评估中耳声能的接收与传递情况，来评估中耳的功能状态，对各种中耳疾病如分泌性中耳炎、耳硬化症、听骨链中断等具有诊断意义。

117. 宽频声导抗测试有哪些优点?

近年来，很多研究表明传统的单频声导抗对某些中耳疾病不敏感，宽频声导抗较之传统的单频声导抗对中耳功能状态的敏感性和特异性都较高，而且耗费时间短，不需要对外耳道加压，可操作性强，是一种很有前景的中耳功能诊断方法。除了对中耳炎诊断的敏感性和特异性高之外，宽频声导抗可有效鉴别鼓膜正常、中耳气腔正常的传导性听力损失（如耳硬化症、听骨链中断、前半规管裂），结合听力测试和能量反射率的特点可以有效地区分鼓膜完整的传导性听力损失病因。宽频声导抗测试受到种族差异的影响，黄种人和白种人的宽频声导抗上有显著差异，目前国内也在逐步完善黄种人中的各种中耳疾病的宽频声导抗数据。

118. 镫骨肌反射弧的路径是怎样的?

镫骨肌反射弧的路径：

耳蜗（感受器）→螺旋神经节的第一级神经元→耳蜗腹侧核的第二级神经元→斜方体→交叉到对侧内上橄榄核（或者不交叉传到同侧内上橄榄核）→面神经→镫骨肌（效应器）

同侧声反射的路径：

耳蜗（感受器）→螺旋神经节的第一级神经元→耳蜗腹侧核第二级神经元→斜方体→（同侧内上橄榄核复合体的第三级神经元）→面神经核→镫骨肌（效应器）

对侧声反射的路径：

耳蜗（感受器）→螺旋神经节的第一级神经元→耳蜗腹侧核的第二级神经元→斜方体→

> 同侧内上橄榄核复合体的第三级神经元——交叉至对侧面神经核
>
> 交叉至对侧内上橄榄核复合体发出第三级神经元——对侧面神经核

→对侧镫骨肌（效应器）

119. 中耳镫骨肌声反射在临床上有什么应用？

镫骨肌声反射在临床诊断中有很重要的意义，当和声导抗测试及其主观听力检查结果一起分析时，可以对判断病变位置起辅助作用。

（1）传导性听力损失：声反射对于发现中耳病变较传统的纯音测听更为敏感，特别是对于婴幼儿和不能配合纯音测听的儿童，声反射检查更有其必要性。传导性病变的声反射有如下特征：①声反射阈提高或引不出；②声反射衰减阴性。

（2）感音性听力损失：通过比较声反射阈和纯音听阈之间的差值，可以判断有无重振。一般认为声反射阈和纯音听阈之间的差值 <60dB HL 时，应该怀疑重振，提示患者有耳蜗性病变。

（3）神经性听力损失：声反射可以用于诊断蜗后的病变，当存在以下情况时，应怀疑有蜗后的病变：纯音听阈正常或者仅仅轻度损失时，声反射阈却提高或者缺失；振幅异常增长；声反射衰减阳性。

（4）脑干病变：①单座式声反射：交叉反射异常，病变在给声耳同侧上橄榄核复合体；②对角式声反射：一项交叉及一项非交叉反射异常，病变在给声耳同侧的听神经、蜗核或者严重的耳蜗损害；③水平式声反射：双侧声反射异常，病变在斜方体平面的脑干中线；④垂直式声反射：一侧交叉和一侧非交叉反射异常，病变位于同侧耳或者面神经；⑤倒 L 式声反射：两项交叉反射及一项非交叉反射异常，可以是面神经合并听神经病变，或者病变位于听神经、蜗核病变，或严重的中耳病变；⑥如果所有的交叉和非交叉反射都引不出，则可能是由于严重的双侧感音性听力损失，或者广泛的脑干尾部病变，当双侧的中耳都有病变时，双侧的声反射都记录不到。

（5）面神经的病变：可以用来判断面神经的病变位置在镫骨肌的近端还是远端。当面神经有病变时，可用于监测其恢复过程，声反射的重新出现早于面肌功能恢复。

（6）鉴别伪聋：镫骨肌反射是一种肌肉对声音自动的、非随意性的反应。一般声反射阈在 70~95dB HL。如果纯音听阈与镫骨肌反射阈的差值 <15dB HL，应考虑行为听阈的真实性。因有些耳蜗性病变出现重振，纯音听阈与镫骨肌反射阈差值减小，所以不能以镫骨肌反射阈推断行为测听，只能以此法对伪聋定性。

（7）辅助助听器的选配：镫骨肌反射阈接近于不舒适阈。对于不能表述听觉感受者，可用镫骨肌反射来评估助听器的增益和最大声输出设置是否合适。

（8）新生儿听力筛查：如果新生儿或婴儿的声反射阈正常，可以排除传导性病变，但是声反射引不出也不能肯定为耳的异常。

三 纯音测听

120. 在听力学中常用的各种刺激声有哪些？

纯音（pure tone）：就是指单一频率的声音，临床用作气导和骨导听阈测试的声信号就是各种频率的纯音。

短纯音（tone burst）：即比较短的一个纯音（包括上升期、平台期、下降期三个部分），持续时间少于200ms。

短声（click）：是一个宽频带的由多种频率成分组成的声音，它由方波或者正弦波形式的电脉冲冲击耳机而产生。

滤波短声（filtered click）：是短声通过1/3倍频程滤波器过滤后产生的准正弦波，其主要频率决定于带通滤波的中心频率。

短音（tone pip）：用计算机调控和包络的与短声相似的一组6~7个准正弦波。

121. 什么是听阈？

听阈是足以引起某耳听觉的最小声强值（以分贝为单位），是在规定条件下给一定次数的信号，受试者能够识别出至少50%声音信号的最小声级。人耳对不同频率纯音的听阈不同。

122. 什么是纯音测听?

纯音测听即是用纯音听力计来测定受试耳在安静情况下对一定范围内不同频率纯音的听阈。听阈提高是听力下降的同义词。纯音听力计是利用电声学原理设计而成,能发出各种不同频率的纯音,范围为125~8 000Hz(部分具有高频纯音测试能力的听力计还可测试更高的频率),其强度可加以调节。纯音测听不仅可以了解受试耳的听敏度,估计听觉损害的程度,还可初步判断听力损失的类型和病变部位,且能记录存档,进行前后比较。

纯音听阈测试包括气导听阈和骨导听阈测试两种。一般先测试气导,然后测骨导。测试前,先向受试者说明检查方法,请受试者在听到测试声时,无论其强弱,立即以规定的动作表示之。检查从1 000Hz开始,以后按2 000Hz、4 000Hz、8 000Hz,对1 000Hz复查,再对250Hz、500Hz进行测试。正式测试应先选择听力正常或听力较好耳做熟悉试验,若两侧差别不大,可先测右耳:

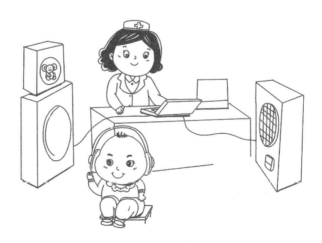

（1）正常耳以1 000Hz测试声刺激受试耳，此时该耳若能听到测试声，则进入下一步骤；否则以10dB HL一挡逐渐增加测试声声级，直到受试者表示可以听到为止。

（2）将测试声完全衰减，然后再渐次增加其声级，直至受试者表示已听及测试声。

（3）中断1~2秒，然后以同一声级试之，记录受试者的反应。若受试者的数次反应均与测试声的声级及时间一致，说明受试者已熟悉检查方法，记录此时的声级，然后进行正式测试。

123. 纯音测听有几种方法？

国际标准规定纯音测试方法有上升法和升降法（括号法）。上升法即阈下给声，不断升高声音强度，直到受试者听到为止。升降法（括号法）是指从阈值两侧给声，直至逼近阈值。

Hughson-Westlake法（降十升五法），是1944年美国眼耳鼻咽喉科学会听力保护委员会推荐的纯音听阈测试方法。

Hughson-Westlake法首先给受试者一个能听得见的声音信号（例如听力预估为正常者，给声40dB HL），声音强度以10dB HL为一级依次降低，直至受试者听不到为止。再以5dB HL为一级依次升高，至受试者刚能听到。重复上述步骤，直至在同一强度（最小强度）上得到3次反应，此强度即为阈值。

124. 为什么进行纯音测听时要加掩蔽，哪些情况下需要加掩蔽？

如果一个受试者右耳极重度听力损失，随着右耳给声的增大，非测试耳左耳可能会听到测试耳的信号，这是由于声音信号通过颅骨振动及其内容物传至对侧耳蜗，引起非测试耳产生听觉，非测试耳通过这种方式获得的听力叫交叉听力。所谓掩蔽，就是在非测试耳加入噪声，防止其听到测试信号的方法，从而得到测试耳的真实阈值。

掩蔽分为气导掩蔽和骨导掩蔽：

气导掩蔽：同一频率点，测试耳的气导与非测试耳的骨导阈值之差 ≥ 40dB HL。

骨导掩蔽：同一频率点，测试耳的气导与测试耳的骨导阈值之差 ≥ 15dB HL。

125. 掩蔽的方法是什么？

目前国内比较常用的掩蔽方法有两种，分别是 Hood 平台法和阶梯法。

（1）Hood 平台法

1）气导掩蔽步骤，以某一频率为例。

● 取得测试耳某频率未掩蔽气导阈值。

● 判断是否需要掩蔽：将测试耳该频率未掩蔽气导阈值与对侧耳（非测试耳）骨导阈值相比较，如果 ≥ 40dB，则需要掩蔽。

● 向测试者讲解掩蔽要求："您将从耳机中听到两种声音，一种是流水声（掩蔽噪声），另一种是哨声（信号声）。听到流水声不要管它，一听到哨声就和以前一样按按钮。"验证受试者确实明白了要求后开始掩蔽。

● 在非测试耳加噪声,强度为非测试耳气导阈值(或阈上10dB)。将掩蔽噪声加在非测试耳的同时,给测试耳未掩蔽阈值强度的纯音。

● 每当受试者反应时,以5dB(或10dB)一级加大非测试耳的噪声强度;每当受试者不反应时,以5dB一级加大纯音信号强度,直到又反应为止。

● 继续以上步骤直到连续三次升高噪声强度,而不改变测试耳的纯音强度时,此时的纯音强度就为掩蔽后的阈值。

2)骨导掩蔽步骤,与气导掩蔽步骤基本相同,以某一频率为例。

● 获得测试耳某频率未掩蔽骨导阈值。

● 判断是否需要掩蔽:将测试耳该频率未掩蔽气导阈值与骨导阈值相比较,如果 ≥ 15dB,则需要掩蔽。

● 向测试者讲解掩蔽要求,同气导掩蔽。

● 先给测试耳戴上骨导耳机,再在其上给非测试耳戴上气导耳机,测试耳侧的气导耳机放在同侧太阳穴处。

● 在非测试耳加噪声,强度为非测试耳气导阈值(或阈上10dB)。将掩蔽噪声加在非测试耳的同时,给测试耳未掩蔽阈值强度的纯音。

● 每当受试者反应时,以5dB(或10dB)一级加大非测试耳的噪声强度;每当受试者不反应时,以5dB一级加大纯音信号强度,直到又反应为止。

- 继续以上步骤直到连续三次升高噪声强度，而不改变测试耳的纯音强度时，此时的纯音强度就为掩蔽后的阈值。

(2)阶梯法

1)气导掩蔽步骤，以某一频率为例。

- 取得测试耳某频率未掩蔽气导阈值。

- 将测试耳该频率未掩蔽气导阈值与对侧耳（非测试耳）骨导阈值相比较，如果 ≥ 40dB，则需要掩蔽。

- 如果需要掩蔽，向受试者讲解测试要求："您将从耳机中听到两种声音，一种是持续的刮风样声音，另一种是间断的哨声。听到刮风声不要管它，一听到哨声就像以前一样按按钮。"

- 初始掩蔽级的选择：非测试耳该频率气导阈值上加30dB。

- 给非测试耳以窄带噪声，测试耳从未掩蔽阈值强度开始给声，找到其开始反应的最小强度。

- 如果测试耳阈值改变 <20dB，说明这是其真实阈值，不需要进一步掩蔽，则此强度为该频率的阈值。

- 如果阈值上升 ≥ 20dB，就需要进一步掩蔽。

- 进一步掩蔽的强度是在前一掩蔽噪声强度的基础上再加 20dB，如果测试耳阈值改变 <15dB HL，说明是真实阈值，不需要再掩蔽。

- 如果测试耳阈值上升 ≥ 15dB，则还需要更进一步掩蔽（掩蔽强度为再增加 20dB）。

- 如果此时测试耳阈值改变 <15dB，说明是真实阈值。如果测试强度已达听力计最大输出，仍没有反应，则该频率的听阈则记为最大输出无反应。

2）骨导掩蔽步骤，与气导掩蔽步骤基本相同，仍以某一频率为例。

- 获得测试耳未掩蔽的骨导阈值。

- 将测试耳的气导与骨导阈值比较，决定是否需要掩蔽。

- 如果需要掩蔽，向受试者讲解测试要求。

- 将骨导耳机戴在测试耳，非测试耳戴上气导耳机，另一只耳机扣在测试耳侧的太阳穴处。

- 初始掩蔽级的选择：非测试耳气导阈值上加20dB，再加堵耳效应值。若非测试耳为传导性听力损失，则不需要考虑堵耳效应；若不是传导性听力损失，则需在不同频率加上相应的堵耳效应值。

- 250Hz 和 500Hz 的堵耳效应值为 15dB，1 000Hz 为 10dB。

- 若掩蔽后阈值 <15dB，则无须进一步掩蔽，所得结果为真实阈值。

- 若阈值改变 ≥ 15dB，就需要进一步掩蔽。

- 进一步掩蔽的强度为在初始掩蔽级的基础上再加20dB，若阈值改变 <15dB，则无须再掩蔽。

- 若阈值升高 ≥ 15dB，则还要再加 20dB，进行再次的掩蔽（注意：仅在初始掩蔽时加堵耳效应值）。

126. 如何计算听力损失者的平均听阈?

对于能够进行纯音听力测试的患者,平均听阈的计算方法是根据其纯音测试图,将其500Hz、1 000Hz、2 000Hz、4 000Hz的听阈之和除以4。例如,一个人的纯音听力图上显示其左耳的这四个频率的听阈分别是30、45、45、60dB HL,则其左耳的平均听阈是(30+45+45+60)/4 = 45(dB HL);如果其右耳在这四个频率的听阈分别是95、100、105、120dB HL未测出,则其右耳的平均听阈是(95+100+105+120)/4 = 105(dB HL);对于那些不能配合纯音测听的患者如婴幼儿、儿童、智力障碍等,其听力水平的评估可以通过听性脑干反应、40Hz听觉事件相关电位和稳态听觉诱发电位来综合判定。

127. 评估孩子助听设备使用效果有哪些方法?

(1)助听听阈评估:测试儿童配戴助听器或人工耳蜗后,不同频率能听到的最小声音。

(2)香蕉图:判断儿童配戴助听器或人工耳蜗后能否听到正常谈话声或各种各样的环境声。

(3)探管麦克风测试技术:采用客观的测试方法,评估助听器对不同频率、不同强度声音在外耳道近鼓膜处的放大效果。

(4)皮层听觉诱发电位:采用客观的测试方法,在清醒状态下,评估助听器或人工耳蜗儿童大脑皮层对言语声信号的感知情况。

128. 声场下助听听阈有什么意义?

(1)测试方法

1)测试音:一般选用啭音进行测试。

2)测试要求:在隔音室内严格按照标准建立声场。

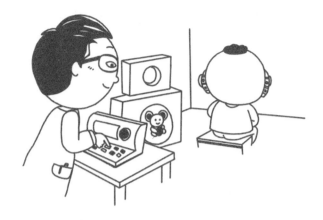

3）测听仪器：专业扬声器、具备声场测试功能的听力计。

4）测试方法：听力计操作方法与儿童裸耳听阈测试基本相同，在进行评价助听设备效果时，非测试耳的助听设备要关闭。

5）测试范围：500～4 000Hz（人类语言主要集中的频率范围）。

（2）结果解读

1）优势：临床听力中心或助听器选配机构常采用声场下助听听阈测试来评估儿童助听设备效果。这项测试的优点在于，可以让听力师和家长清楚地了解到孩子佩戴助听设备后听力提高到了什么程度。如未达到目标值，则需要对助听设备进行调试。针对重度、极重度听力损失儿童，若助听器经过调试后仍无法达到目标值，可考虑更换超大功率助听器或进行人工耳蜗植入。

2）目标值判断：根据公式（常采用澳大利亚国家声学研究所制定的 NAL 公式），计算出助听听阈目标值，用实际助听听阈和目标值比较,验证选配效果。还有一些研究机构提出,助听听阈达到裸耳听阈的一半,或者是 1 000Hz 处助听听阈小于 35dB HL,也认为验配合理。

3)不足:助听听阈测试仅反映了助听设备对小声的效果验证,且频率范围有限。此外助听听阈测试属于主观测试,极其依赖于儿童配合,易受各方面因素影响。

129. 什么是香蕉图?

香蕉图也叫言语香蕉图,常常用于儿童听力言语康复方面。简单来说,我们日常生活中正常音量的谈话声、环境声大部分都处于香蕉图范围之内。因此,孩子配戴助听器或植入人工耳蜗后,如果助听听阈能在香蕉图范围内,则认为助听效果较好,能听到日常生活中的各种声音,反之则需要对助听设备进行调试和验配。采用香蕉图进行儿童助听效果评估的优势在于结果解读较为简单,可直观地向家长解释儿童听觉补偿效果,是最常应用的评估方法。但香蕉图的不足

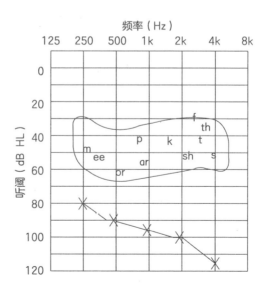

之处在于,评估过程需要孩子主观配合,对于状态欠佳或小龄儿童来说,有时难以获得准确结果。此外,由于每名儿童听力损失程度不同,从轻度到极重度均可出现,仅用香蕉图范围来评估助听效果,针对性欠佳。

130. 什么是探管麦克风测试技术?

儿童群体在选配助听器方面是具有特殊性的,首先听力损失儿童尤其是婴幼儿非常依赖助听器来学习语言,这就要求助听器具有更高的清晰度和舒适度。其次在选配过程当中,儿童的理解能力、认知能力和配合能力都和成人有较大差异,并且儿童外耳发育迅速,外耳道声学特点也有别于成人。因此针对儿童助听器效果评估,采用客观精准的方式尤为重要。一直以来,探管麦克风测试(probe microphone measurement,PMM)技术是公认评价助听器性能的首选方法,该技术有助于提高助听器配戴者的满意度。针对不同年龄段儿童,PMM 技术可细分为适用于成人和大龄儿童的真耳测听和适用于小龄儿童及婴幼儿的真耳－耦合腔差值评估。

(1)真耳测听:是指利用探管麦克风在外耳道近鼓膜处测得实际声压级,将鼓膜处实际声压级与目标增益对比,反复调试并验证助听器实际增益,使其达到最适状态。

(2)真耳－耦合腔差值评估:该方法需进行 $2cm^3$ 耦合腔声压级记录、外耳道声压级记录两个步骤,即用插入式耳机经耳模给声,利用同步放置在外耳道内的探管麦克风记录近鼓膜处的声压频响曲线,再将同样的信号传至 $2cm^3$ 耦合腔,记录耦合腔内的声压频响曲线。探管麦克风系统将两次记录到的声压频响曲线相减就得到真耳－耦合腔差值,即真耳和耦合腔间的特定换算函数。通过该函数换算以及在耦合腔中的精准验配,模拟真实外耳道情况,获得与在真耳上几乎相同的验配效果。

四 言语测听

131. 什么是言语测听?

言语测听是一种用言语信号作为声刺激来检查受试者的言语听阈和言语识别能力的听力学检测方法。其主要测试项目包括:言语识别阈和言语识别率。将在不同声强级测得的言语识别率绘成曲线,即得到言语听力图。

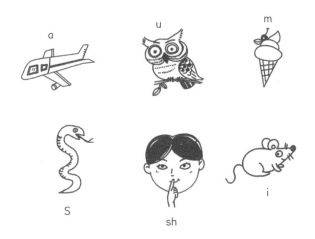

132. 为什么要进行言语测听?

人耳不仅能接收环境中的各种声音,更重要的是能感知言语信息,帮助我们进行言语交流。听觉功能和言语功能是两种相对独立的功能,听力下降与言语能力下降并不一定平行,听力损失往往会造成言语感知能力下降,但言语能力下降并非一定伴有听敏度的改变。因此就需要言语测听对言语能力进行评估。言语测听结果可帮助医生做出更为准确的临床诊断,并能预估手术效果,为听力言语康复提供最直接最重要的评价指标。

133. 影响言语识别率的因素有哪些?

许多因素都可以影响言语识别率的检查结果,如言语信号的刺激强度、测试词表的频率构成、测试环境与测试音响的质量、噪声与测试言语信号的比例这些物理因素;方言口音、男声/女声发音、受试者智能与文化水平、测试人员打分差异等人为因素等都会影响言语识别率。

134. 多大的儿童可进行言语测听?

根据材料的难易程度不同,可以进行言语测试的儿童的最小年龄也不同。由于儿童的智力和文化水平与成人有一定的差距,其接受言语测试的心态、经验以及是否配合测试都对测试结果有较大的影响。因此,儿童言语测试应使用儿童所熟悉的词汇和语句所编制的测试材料,采取闭合项的测试方法,可适当降低儿童接受言语测试时的最小年龄。但最小年龄仍不会低于 3~4 岁。

135. 儿童版言语测试材料与成人版有何不同?

儿童处于听觉和言语的快速发育期,研究儿童言语发育过程对揭示言语听辨本质有重要意义。言语感受的发育与人类大脑听皮层的解剖学发育过程是平行的,并且听觉言语感受还与儿童智力、认知能力、心理等高层次因素有关,因此较成人的听觉感受更为复杂,所以针对儿童开发不同于成人的言语测试材料就显得尤为重要。3岁以上儿童与成人进行一般言语交流已不是困难,但文字语言理解困难,所以常难以应用成人版言语测试材料。儿童言语测试材料的编写主要以幼儿"学说话"及儿童日常使用最多的词汇为材料,以图代词是儿童版言语测试材料的一大特点,游戏是幼儿测听的重要方法。

136.临床言语测听都应用于哪些方面?

(1)了解可懂度阈与纯音实际听阈的匹配情况。

(2)以语言识别率判别有无感音神经性病变。

(3)鉴别重振现象。

(4)进行听力残疾分级。

(5)选配助听器和人工耳蜗术后评估。

(6)比较和观察治疗或康复训练前后的听力进展情况等。

137.言语测听所需的条件是什么?

进行言语测听需要具备三个主要条件,即言语听力计、经过验证的言语测试材料以及符合国标对本底噪声要求的隔声室。

我国电声学和视听设备标准化技术委员会提出的国家标准对言语测听设备有明确的规定。言语测试材料以汉语普通话为主,编制言语材料要考虑到音位平衡,即汉字或音节在日常生活中出现的频率。此外,语言是随时代发展而变化的,言语材料也应该定期更新。

138. 言语测听的注意事项有哪些?

(1)测试前应避免劳累过度,如有噪声接触应休息至少5分钟后进行测试。

(2)有专业人员对受试者做耳镜检查,如有耵聍堵塞外耳道应清除,并将测试推迟。

(3)检查耳机佩戴是否正确,压耳式耳机不应压扁耳郭。

(4)向受试者对测试方法和流程作清晰而简洁的说明。

(5)测试时应避免受试儿童不必要的活动,以免产生不应有的噪声。

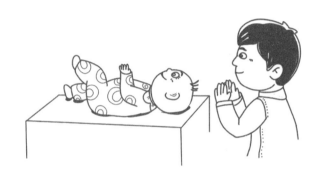

五　儿童行为测听

139. 什么是儿童行为测听?

儿童行为测听即给孩子做听阈测试,是重要的主观听力测试技术之一。由于孩子的年龄、智力、交往能力、言语发育能力决定了儿童主观听力评估要比成人的测试更为困难,这种测试需要孩子对声音产生反应,并通过某种行为表现出来,如将头转向声源或做出某种动作,检查者通过这些反应来判断其听阈。测试结果可表明听力损失程度、性质(传导性/感音神经性/混合性)和听力损失对孩子交流的影响。

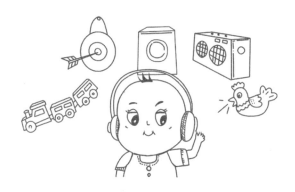

140. 儿童行为测听有几种方法?

儿童行为测听技术根据受试者的年龄阶段和发育成熟度不同分为三种:

- **行为观察测听:**临床常用于 6 月龄以内的婴幼儿测试。

- **视觉强化测听:**临床常用于年龄范围在 7 月龄~2.5 岁的儿童听力测试。

- **游戏测听:**临床常用于 2.5~6 岁年龄范围的儿童听力测试。

由于儿童智力发育各不相同,可能出现成熟较早或者发育较晚的情况,所以实际测试中切不可生搬硬套上述年龄范围,尤其是对处于上述年龄交界点的儿童,应以其智力发育和行为发育水平为准选择合适的测试方法。

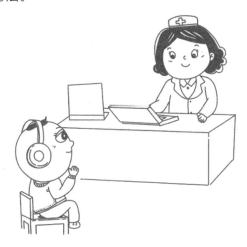

141. 三种儿童行为测听各使用什么声音信号?

- **行为观察测听:**最常用的刺激声是由"发声玩具"产生,也可使用录音或电子发声器的刺激声,或使用宽带噪声和言语声作为刺激声。

- **视觉强化测听:**刺激声一般为啭音。

- **游戏测听:**刺激声一般为啭音。

注意:声场测试时刺激声一般为啭音或窄带噪声。

142. 什么是行为观察测听?

行为观察测听(behavioral observation audiometry,BOA)是当刺激声出现时,在时间锁相下观察者决定婴幼儿是否出现可觉察的听觉行为改变,评估婴幼儿的听力状况。

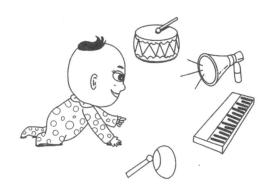

143. 什么是视觉强化测听?

视觉强化测听(visual reinforcement audiometry,VRA)是将听觉信号与光、声和动物玩具结合起来。目的是使孩子建立起对刺激声的条件反射,并同时吸引孩子转向奖励的闪光玩具,使用奖励的定向反射,激励孩子即使在刺激声本身不再有趣时,仍继续能将头转向声源方向。

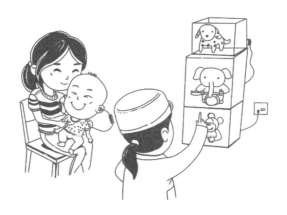

144. 什么是游戏测听？

游戏测听（play audiometry，PA）是让孩子参加一个简单、有趣的游戏，教会孩子对刺激声做出明确可靠的反应。被测试的孩子必须能理解和执行这个游戏，并且在反应前可以等待刺激声的出现。对于听力损失较重或多发残疾的孩子，无法进行可靠明确的交流，即使10岁的孩子仍适用此听力测试方法。

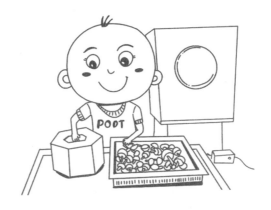

145. 对婴幼儿为什么要用行为测听进行评估，其优点有哪些？

尽管目前客观听力检测技术逐渐成熟，通过电生理检测方法可以获得听觉敏度反应值，但它不能完全反映儿童听力的真实情况。一些客观听力测试缺乏频率特异性，而且电生理的阈值往往高于主观听力测试的阈值。此外，客观听力测试是对脑干或皮层听觉电位的记录,是一种生理检查法;主观听力测试是声音经过听觉感受器、周围听神经、中枢神经系统的听觉脑干、听觉皮层和皮层的整合以及传出神经效应器传出等过程,是一种心理物理的测试方法。因此,儿童客观听力检测不能替代儿童行为听力测试。

行为测听属于对整个听觉通路过程的测试,属于心理物理测试方法。其操作简单、反应直观、易于掌握;并且可为助听器验配和人工耳蜗调试提供准确的数据。

146. 做行为测听的听力师为什么要具备一定的儿童心理学知识?

因为纯音、言语以及儿童行为测听都属于心理声学范畴,测试者在测试时要懂得儿童的心理,让儿童能配合测试者做出其所要求的各种行为反应。所以为了能够更好、更客观、更准确地得出检查结果,就要求测试人员要有心理学知识,以便更好地辅助测试。

六 耳声发射检测

147. 什么是耳声发射?

耳声发射是一种产生于耳蜗,经听骨链及鼓膜传导释放入外耳道的音频能量。声发射是指材料内部迅速释放能量所产生的瞬态弹性波,源自声学。耳声发射,即指这种从外耳道记录的来自耳蜗内的弹性波能量。

耳声发射以机械振动的形式起源于耳蜗。现在普遍认为这些振动能量主要来自外毛细胞的主动运动。外毛细胞的这种运动可以是自发的,也可以是对外来刺激的反应,其运动通过 Corti 器中与其相邻结构的机械联系使基底膜发生机械振动,这种振动在内耳淋巴中以压力变化的形式传导,并通过前庭窗推动听骨链及鼓膜振动,最终引起外耳道内空气振动。由于这一振动的频率多在数百到数千赫兹,属声频范围(20~20 000Hz),因而称其为耳声发射。顾名思义,是由耳内发出的声音,其实质是耳蜗内产生的音频能量经过中耳传至外耳道的逆过程,以空气振动的形式释放出来。耳声发射反映出耳蜗不仅能被动地感受声音信号,而且还具有主动产生音频能量的功能。

148. 耳声发射反映耳蜗的什么功能?

研究表明,耳声发射可以在一定意义上反映耳蜗尤其是外毛细胞的功能状态。

耳声发射主要起源于耳蜗外毛细胞。外毛细胞具有能动作用,使基底膜和淋巴液产生振动。这种振动在内耳淋巴液中以压力变化的形式传导,并通过前庭窗推动听骨链及鼓膜振动,最终引起外耳道内的空气振动。

149. 耳声发射的产生机制是什么?

到目前为止,耳声发射产生的详尽机制还不十分清楚。下面仅就一些现象介绍几个耳声发射产生机制的学说,目前仍待进一步研究证明。

(1)基底膜结构的主动反馈机制:耳蜗内存在正反馈和负反馈机制。典型的正反馈机制表现为:基底膜活动→外毛细胞纤毛运动→形成感受器电位→外毛细胞活动→基底膜的进一步活动,可导致基底膜发生振动,逆向传递,产生耳声发射。这种正反馈机制除具有放大作用外,还有利于基底膜的精细调节。

(2)基底膜行波的双向性:基底膜行波的运行呈双向性。既可以由蜗底传向蜗顶,也可反向传回蜗底。由于基底膜机械阻抗的不均匀,当行波通过时,其能量运行在这些部位受到阻碍,部分能量可由此处发生折返,逆向传至镫骨足板,经听骨链、鼓膜传至外耳道而形成耳声发射,此谓之解剖学说。基底膜对相关联的两个声刺激频率产生相互作用,导致行波的运行发生障碍,部分能量折返而形成耳声发射,此被称为功能学说。

(3)耳蜗的"主动调控"机制学说: Rhode 教授报道了基底膜运动的非线性特性,提出耳蜗可能存在"主动增益控制"机制。在该机制中 Rhode 提到:①耳蜗的主动增益控制是不固定的非线性改变,即声音输入很小时增益大,随着输入的增大,增益逐渐变小;②对不同的频率,增益的变化是不一样的,在基底膜的不同部位表现也有差异;对已死亡的耳蜗,增益的变化相对稳定,失去了非线性主动增益特性。主动运动是外毛细胞的电动性和主动运动产生的。主动调控机制的存在,表明耳蜗是一个非线性工作系统,而非线性则正是耳蜗工作机制的精华,是听觉高灵敏度、宽动态范围、尖锐调谐特性和精确分辨率的必要基础。

150. 耳声发射的临床意义是什么?

耳声发射代表耳蜗内耗能的主动性机械活动,这种主动活动机制被认为是正常耳功能的一个极重要的部分。自 1978 年耳声发射现象被发现以来,它一直作为一种客观、无创而敏感的耳科临床检查及实验室研究手段被日益关注。研究成果表明:耳声发射源于外毛细胞的主动机械活动,目前已被广泛应用在听觉机制研究、听力筛查、婴幼儿的客观听功能评价、听觉系统伤害性因素的动态听力学监测、听觉系统疾病的诊断与鉴别诊断等诸多领域。

151. 耳声发射测试的优缺点是什么？

耳声发射技术的优点：

（1）快速而无创伤，测试时将探头紧密的置于外耳道的 1/3 处，无须安放电极，不会对患者造成任何损伤，测试时间只需 5~10 分钟。

（2）客观的测试方法，测试结果不依赖于患者的主观反应。

（3）耳声发射的测量不受听觉中枢神经系统成熟程度的影响。

（4）测试花费较少。

耳声发射技术的缺点：

（1）受外耳，中耳状态的影响，例如新生儿外耳道中的胎脂、中耳腔内的胎性残积物、中耳积液都会使传入的刺激声和传出的反应信号造成衰减，导致耳声发射的信号在某个频带的信号减弱或消失。

（2）要求测试环境安静，必须将环境噪声控制在 40~50dB (A) 以下；需选择合适的探头，将它密闭置于外耳道内，用以排除外界噪声干扰。

152. 耳声发射的分类？

按是否由外界刺激所诱发，耳声发射分为自发性耳声发射（spontaneous otoacoustic emissions，SOAE）和诱发性耳声发射（evoked otoacoustic emissions，EOAE）。

诱发性耳声发射依据由何种刺激诱发，又可进一步分为：瞬态声诱发耳声发射（transiently evoked otoacoustic emissions，TEOAE）、畸变产物耳声发射（distortion product otoacoustic emissions，DPOAE）、刺激频率耳声发射（stimulus frequency otoacoustic emissions，SFOAE）和电诱发耳声发射（electrically evoked otoacoustic emissions，EEOAE）。在本篇主要介绍临床常用的两种耳声发射检测法：瞬态诱发性耳声发射和畸变产物耳声发射。

153. 什么是瞬态声诱发耳声发射？

瞬态声诱发耳声发射（TEOAE），系指耳蜗受到外界短暂脉冲声（一般为短声或短音，时程在数毫秒以内）刺激后经过一定潜伏期、以一定形式释放出的音频能量。由于有一定的潜伏期也被称为延迟性耳声发射，并且它能重复刺激声内容，类似回声，也称"Kemp回声"。

154. 瞬态声诱发耳声发射应用于新生儿听力筛查的技术要求是什么？

（1）环境噪声的控制：使用瞬态声诱发耳声发射进行新生儿听力的初筛和复筛，不需在隔声室内进行，只需将测试环境噪声控制在 40~50dB (A) 以下即可。

（2）测试时机的选择：建议筛查时间安排在生后 48~72 小时（甚至于 3~5 天），新生儿安静状态或睡眠时进行。

（3）测试探头的放置：正确放置测试探头，是完成新生儿瞬态声诱发耳声发射听力筛查的重要环节。在测试过程中，探头密闭地放置在外耳道 1/3 处，其尖端要正对着鼓膜。

（4）噪声排斥水平控制：这里指的噪声是外耳道固有噪声，包含外耳结构的固有噪声（其中包括人体其他结构传到外耳道的噪声）和外界环境传入外耳道的噪声两部分。

(5)低噪声反应信号叠加次数的控制:瞬态诱发性耳声发射是耳蜗的正常生理性反应。如果受试者耳蜗功能正常,可以通过叠加次数来提高信噪比,降低噪声信号对瞬态诱发性耳声发射结果的影响;如果耳蜗功能异常,无论叠加次数增至多大,其瞬态声诱发耳声发射信号也无法记录。因此在测试过程中片面追求过多的叠加次数是不必要的。但是,信号叠加次数仍然是一项重要测试参量。因为瞬态声诱发耳声发射属于瞬态性生理反应,需要经过积分和统计处理得出最终的平均结果。如果没有较多样本(数据采样),其最终量化结果可能是不稳定、不可靠的。

155. 瞬态声诱发耳声发射技术是一种听力学的诊断手段吗?

在实际筛查工作中,听力学工作者就应当充分认识到,在现有技术水平上,瞬态声诱发耳声发射技术只能作为一种筛查方法,它并非一种听力学的诊断手段。

"未通过"瞬态声诱发耳声发射筛查检查的新生儿(和婴幼儿)不一定有听力损失,他们仍需要接受进一步的听力学诊断性检查。这一点对于临床听力筛查工作,乃至新生儿自身、其父母和整个家庭都十分重要。

156. 什么是瞬态声诱发耳声发射测试时的噪声排斥水平? 应如何设置?

所谓噪声排斥水平是指:声信号刺激后,提取外耳道内反应信号时所允许的耳道内的最高噪声强度。噪声排斥水平的设置将直接影响瞬态声诱发耳声发射听力筛查的速度和结果的准确性。排斥水平设置在较高强度时可以加快测试速度,但被采集和叠加的信号中含有噪声成分较多,会对真正的耳声发射信号产生干扰,而影响听力筛查结果的准确性和可靠性;而设置较低时,则会因为叠加时间过长而影响测试的进度。因此,操作者应根据测试条件和实践经验来设置合理的、有效的噪声排斥水平。

157. 什么是畸变产物耳声发射?

当耳蜗受到一个以上频率的声音刺激时,由于其主动机制的非线性活动特点,会产生各种形式的畸变,在其释放返回到外耳道的耳声发射中就含有刺激声以外的其他畸变频率,统称为畸变产物耳声发射(DPOAE)。目前临床上诱发畸变产物耳声发射时主要使用具有一定频比关系的两个连续纯音对耳蜗进行刺激。

158. 畸变产物耳声发射的原理和优势是什么?

畸变产物耳声发射是一种特殊形式的耳声发射。任何非线性系统在有外界输入时,其输出可以有两种形式的畸变(失真):谐音畸变和调制畸变。其中调制畸变出现在输入含有两个以上频率时。由于耳蜗功能系统为非线性生物系统,因此,当其受到两个具有一定频率比关系的纯音(称为原始音,primary tones,以 f_1 和 f_2 表示,$f_1 < f_2$)作用时,由于其主动机制的非线性,使得其释放的声频中出现具有 $nf_1 \pm mf_2$(n 和 m 都为整数)关系的畸变频率,称为畸变产物耳声发射。

畸变产物耳声发射(DPOAE)除具有 TEOAE 的优势之外,DPOAE 还有一点优于 TEOAE,即 DPOAE 具有比 TEOAE 更好的频率特性。

159. 畸变产物耳声发射测试的技术要点是什么?

(1)DPOAE 设备的校准和检测:由于畸变现象可以发生于一切非线性系统中,因此测试设备中也会存在畸变现象(如扬声器、麦克风等)。但测试设备正常时其畸变能量较低,不会对生理性的畸变产物测试结果造成影响。因此定期校准和检测设备,可以确保刺激声信号物理参量的准确性,从而记录到有效的反应信号。其操作方法和要求如下:将测试探头插入检测腔

(管)中,运行 DPOAE 测试程序,如 DPOAE 测试中无可见的畸变产物现象或出现瞬时的畸变产物(能量≤ -5dB SPL),且经过叠加后最终在 DPOAE 图中消失,则说明该测试仪器自身无畸变现象。

(2)新生儿测试探头(包括 TEOAE 和 DPOAE):由于新生儿(和婴幼儿)外耳道物理容积较成人小,其测试探头产生的刺激声较成人探头有 20dB SPL 的衰减,因此新生儿(和婴幼儿)耳声发射测试探头不能与成人的混用(除非生产商注明成人 / 儿童兼用探头)。这一点,测试者应为注意。

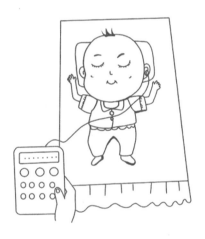

160. 如何辨识畸变产物耳声发射的反应信号?

国内外的资料尚未见统一的标准,根据畸变产物耳声发射测试临床操作经验,总结以下四项辨识指标:

①畸变产物耳声发射出现于和 2 个刺激音有关的固定频率上,遵循公式 $f_1+n(f_1-f_2)$ 或 $f_2-n(f_1-f_2)$ (n 为整数),表现为纯音样的窄带峰谱;信噪比(SNR)≥ 3dB(临床常用 6dB)为确认标准。

②记录到的 f_2 测试频率对应的反应信号的潜伏期 ≥ 2.5ms。

③畸变产物耳声发射增长函数的斜率 ≤ 2。

④幅值低于 −10dB SPL 的畸变产物耳声发射反应信号,有可能并非蜗性的生理反应。

161. 如何提高耳声发射信噪比以引出确定的测试信号?

如何最大限度提取反应信号,减少噪声的进入,是进行瞬态声诱发耳声发射测试的关键。目前解决噪声影响的方法主要有三种:分别是相干平均法、阈值截取法和带通滤波法。

(1)相干平均法:为了达到一定的信噪比,需要对大量的样本进行平均,平均时间越长信噪比越高,但这样延长了测试时间,因而具有局限性。

(2)阈值截取法:此方法的核心是阈值的选取,过低则会丢掉有价值的样本,过高则起不到抑制噪声的作用。为获取足够数量满足信噪比要求的样本可能会需要过长的时间。

(3)带通滤波法:由于信号与噪声具有不同的频带,因此通过去除噪声对应的频率,便可达到在保持信号的同时又去除噪声的目的。但由于信号的频带与噪声的频带可能会有交叉、重叠,因而会引起信号的失真。

162. 纯音听力图与耳声发射的关系是什么?

研究已发现在绝大多数正常耳均可引出 DPOAE,并可以用与纯音听力图频率相对应的频率进行测试,得出的 DPOAE 听力图与常规纯音听力图也有一定对应关系。与所有形式的 OAE 一样,DPOAE 的引出依赖于内耳机制的完整和功能正常,同时要求中耳、外耳结构和功能完整、通畅。

在感音神经性听力损失患者中,DPOAE 的阳性率随听力损失加重而下降,并且其幅度也降低。有些学者提出如果测试频率处纯音听阈 ≤ 15dB HL,则 DPOAE 一般可以引出;而如果被测处纯音听阈 > 35~40dB HI,则很难记录到 DPOAE。其他一些学者的报道则认为,DPOAE 能否引出并不单纯取决于听力损失程度,在很大程度上也与造成听力损失的病因有关。临床上曾见由于蜗后病变引起听力损失,虽纯音听阈 >80dB HL,而 DPOAE 仍几乎正常者(如听神经病),也有因耳蜗病变听力损失仅 20dB HL,而 DPOAE 完全消失者。

临床观察发现部分梅尼埃病患耳也可引出耳声发射反应,但随着听力损失的加重,耳声发射的检出率下降,反应阈增高。当听力损失 >40dB HL 时,耳声发射一般消失。

163. 中耳功能与耳声发射的关系是什么?

由于耳声发射是音频能量沿声音传入耳蜗的相反途径,自内耳传至外耳道,因此中耳结构的正常和外耳道的通畅是记录耳声发射的必要条件。外耳道的阻塞性病变,除可以影响探头的放置外,还直接阻碍耳声发射能量传导至探头内的微音器,使记录难以进行。中耳病变主要通过妨碍耳声发射振动能量向外传导,使传到外耳道内的耳声发射减弱或消失。研究表明,分泌性中耳炎、咽鼓管功能不良等都可以使耳声发射幅度减低或消失。因此在进行耳声发射检查前,有必要询问中耳疾病史,并详细进行耳镜检查,以排除潜在的中耳病变。

七 听觉诱发电位检测

164.什么是诱发电位?

诱发电位,通常是指施加一个刺激(声、光或体感刺激)所引起的感觉神经通路的生物电反应,又称诱发反应、事件相关电位。由于脑膜、头骨和头皮的影响,诱发电位比自发电位小得多,因而诱发电位便被淹没于自发电位的噪声背景中难以觉察。为了排除噪声的干扰,需用数据处理仪或叠加仪,将几十次刺激得到的电信号叠加、平均,使那些在时间和方向上不一致的自发电位相互抵消,而使在时间和方向上一致的诱发电位增大,从而能够加以辨认。所以诱发电位又叫叠加诱发电位或平均诱发电位。

诱发电位技术是观测人脑功能的一种有效的无创性手段,为感觉生理、临床神经生理和心理学的研究开辟了新的途径。在研究上,诱发电位比自发电位更有意义。诱发电位包含潜伏期、极性、幅度和持续时间等十几个可准确予以测量的成分。它们显示了诱发的神经活动,也显示了被试者对刺激性质的感知和对刺激意义的理解。

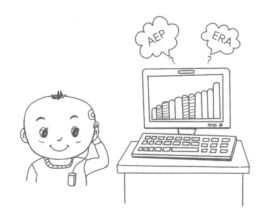

一般来说,诱发电位可以分为两个主要的时间程序,原发反应(快反应)和原发后反应(慢反应)。原发反应的最早部分是通过特异丘脑皮层通路到达皮层第一感觉区的。在刺激后 50 ～ 100ms 到达的慢反应是通过内髓板外通道的神经元排放的,其通路包括网状结构和非特异丘脑核群。慢反应广泛地分布于皮层双侧而且受意识水平改变的影响。这样,快反应在功能上与感觉的接受有关,而慢反应则与信息过程相关。

165. 什么是听觉诱发电位检测?

声波在耳蜗内通过毛细胞 - 转导、传入神经冲动,并沿听觉通路传到大脑,在此过程中产生的各种生物电位,称为 听觉诱发电位(auditory evoked potentials,AEP)。用这些电位作为指标来判断听觉通路各个部分功能的方法,称电反应测听法(electric response audiometry,ERA),它是一种不需要受试者做主观判断与反应的客观测听法。

听觉诱发的生物电位种类较多,目前应用于临床测听者主要有耳蜗电图、听性脑干反应、中潜伏期反应及皮层电位等,它们的信号都极微弱,易被人体的许多自发电位、交流电场等掩盖,需要在隔音电屏蔽室内进行检测,受检者在保持安静状态下,利用计算机平均叠加技术提取电信号。

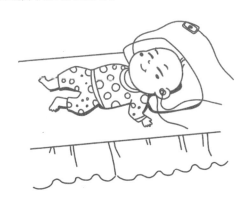

166. 听觉诱发电位的分类有哪些?

听觉诱发电位的分类方法较多,此处介绍两种常见的分类方法:①按潜伏期分类;②按反应是瞬态性或稳态性分类。

(1)按照潜伏期分类

潜伏期是指从声刺激开始后,到神经系统产生电反应之间的时间间隔,多以毫秒(ms)计。根据这种分类方法,听觉诱发电位可分为短潜伏期、中潜伏期和长潜伏期三类。

1)短潜伏期反应(short latency responses,SLR):波形通常出现在声刺激后 10~15ms 以内,如听性脑干反应和耳蜗电图(electrocochleogram,ECochG)等。

2)中潜伏期反应(middle latency responses,MLR):波形出现在声刺激后 15~80ms,也称为中潜伏期听觉诱发电位(middle latency auditory evoked potentials,MLAEP),包括早期成分(Na,Pa)和晚成分(Nb,Pb)。

3)长潜伏期反应(long latency responses, LLR):波形通常出现在声刺激后 80ms 以上,也称为长潜伏期听觉诱发电位(long latency auditory evoked potentials,LLAEP),如 P_{300}、N_{400}、MMN 和 P_1 等,通常由两个正波(P、P_2)和两个负波(N_1、N_2)组成。

(2)按照瞬态性反应和稳态性反应分类

据此分类标准,听觉诱发电位可以分为瞬态诱发电位和稳态诱发电位。

1）瞬态（transient）诱发电位：是由单次刺激诱发产生的电位变化，其刺激信号和诱发电位之间没有波形交叉，如听性脑干反应。瞬态诱发电位主要依据波形分化判断反应阈。

2）稳态（steady-state）诱发电位：是指由重复性或连续性刺激产生的诱发电位，刺激信号与诱发电位存在时间上的交叠，如40Hz听觉事件相关电位和听觉稳态诱发电位。稳态反应波由离散的频率成分构成，其振幅和相位在无限长的时间内保持稳定。除了开始几次刺激外，这种电位是一种类似于周期出现的正弦波样的波形，波形的基频与刺激率相同。稳态诱发电位是依据频谱的振幅来判断反应阈。

167. 什么是听性脑干反应？

正常的成年人，在接受中等强度的click声刺激后10ms内，用表面电极可以记录到一系列反应波，来源于听神经和脑干，即为听性脑干反应（auditory brainstem response，ABR）。依次用大写罗马数字标记，即波Ⅰ、Ⅱ、Ⅲ、Ⅳ、Ⅴ、Ⅵ、Ⅶ，其中以波Ⅰ、Ⅲ及Ⅴ波形分化最为稳定，较易辨认，故常被用作临床分析指标。

168. ABR在临床上有何应用？

ABR在临床上可用来进行客观听阈评估，还可评估外周听觉系统及听觉脑干通路的完整性。

（1）客观听力学评估：①听阈评估，气导click ABR阈值与2 000～4 000Hz纯音听阈最为接近，由于ABR可以在睡眠状态下测定，因此比较适用于新生儿及婴幼儿的听力筛查及诊断；并且ABR波形的引出是一个客观的记录，因此可以用于对伪聋和非器质性听力损失进行鉴别。②听力损失类型鉴定，传导性听力损失:波 V 的潜伏期一强度函数曲线会右移,右移的量与听力损失的气骨导差基本一致。如果患者的听力损失是由于中耳病变(如听骨链中断)引起,则 Ⅰ ~ V 波间期是正常的。感音神经性听力损失:对于有耳蜗病变的患者,波 V 的反应阈会升高,波 V 的潜伏期一强度函数曲线表现为,低强度声刺激时,潜伏期明显延长;高强度声刺激时,潜伏期接近正常;与耳蜗电图(ECochG)结合有助于鉴别神经性听力损失和感音性听力损失,前者耳蜗电图存在,后者耳蜗电图消失。

(2)确定蜗后病变:蜗后占位性病变的患者,可表现为波 Ⅲ、波 V 分化差;波 Ⅲ、波 V 潜伏期延长,耳间差异常,双耳之间 V 波的潜伏期差增大(>0.4ms);Ⅰ ~ Ⅲ、Ⅲ ~ V、Ⅰ ~ V 波间期延长。事实上,ABR 在判断早期听神经瘤方面,有时甚至比 CT 扫描还敏感。

(3)术中监测:ABR 可用于人工耳蜗植入和听神经瘤切除等手术的术中监测,有助于残余听力的保存。

169. 测试临床上常用哪几种刺激声?

为了使神经产生良好的同步化活动,刺激声持续时间要短。对于正常耳,中等强度的短声主要引起耳蜗高频部位的反应。短声的强度单位为 dB nHL 或 dB pe SPL。持续时间 0.1ms、重复 10~20 次 /s 的短声作为诱发 ABR 的刺激声效果最佳。有时为了提高 ABR 在检测时的频率特异性,还可采用滤波短声、短音或短纯音,频率为 500~4 000Hz。近年来,不少学者探索使用 CE-Chirp ABR 进行听力学评估,CE-Chirp 声是根据耳蜗生理构造特点和行波理论设计的,理论上,该声音传至耳蜗后,首先释放低频声,然后释放中频声,最后释放高频声,使整个基底膜同时振动,更多的神经纤维同步化放电。

170. 新生儿和婴儿的ABR有什么特点?

新生儿 ABR 主要由波Ⅰ、Ⅲ、Ⅴ三个波群组成,Ⅰ/Ⅴ幅值大于成人的Ⅰ/Ⅴ幅值。

婴儿的 ABR 各波潜伏期随月龄(周龄)增加而缩短,1~2 岁时接近成人。由于Ⅰ波成熟较早,其Ⅰ~Ⅴ波间期相应缩短。

171. ABR各波的解剖位置及部位起源是什么?

ABR(听性脑干反应)各波的可能来源

波形	解剖位置	可能起源
Ⅰ波	听神经远端	听神经
Ⅱ波	听神经近端	耳蜗神经核
Ⅲ波	耳蜗核附近	脑桥上橄榄核复合体与斜方体
Ⅳ波	上橄榄核复合体	外侧丘系
Ⅴ波	外侧丘系纤维进入下丘	中脑下丘核
Ⅵ、Ⅶ波	皮质下和皮质连接结构	丘脑内侧膝状体和听放射

新近研究认为:波Ⅰ来源于蜗神经近蜗端;波Ⅱ来源于蜗神经近脑端;波Ⅲ来源于耳蜗核;波Ⅳ来源于上橄榄核;波Ⅴ来源于斜方体。

172. ABR测试时测听人员应注意哪些事项?

测试程序应规范化。

(1)测试参数:同一实验室的测试参量应保持统一,根据需要建立自己的参考数据系统。

(2)记录电极:电极放置是 ABR 测试至关重要的环节;应使用 95% 的乙醇(或磨砂膏)进行脱脂;采用性能优良的导电膏;电极安放要牢固;极间阻抗一定要 ≤ 5kΩ。

（3）受试者准备：儿童应给予镇静药物，待达到全身肌肉充分松弛，再进行测试。

（4）测试环境：测试保证在安静的隔声屏蔽室进行，室内背景噪声应 <30dB(A)。在无隔声屏蔽的条件下，应尽量选择较安静的环境并远离大型用电设备，以减少电、声干扰。

（5）测试设备：测试设备要定期校准、维护、保养。

另外，要注意 ABR 的参量与其他临床检查参量之间的相关性和一致性；如果出现 ABR 与其他测试结果或其他实验室作出的结论不吻合，应当找出原因，首先排除设备原因。

173. 新生儿耳声发射正常时为什么还要检测 AABR?

由于耳声发射反应仅可准确反映耳蜗外毛细胞功能正常与否，无法反应蜗后听觉通路的病变。蜗后病变（如听神经瘤患耳）约有 50% 引不出诱发性耳声发射，可能系因耳蜗血供受累，而中枢性听力损失者则反应多与正常听力耳完全相同；听神经病也可以表现为 EOAE 正常，但 ABR 从波Ⅰ开始即严重异常的综合征。所以，新生儿耳声发射正常时，只能说明外周听力正常，不能检测外毛细胞以上病变引起的听力减退。

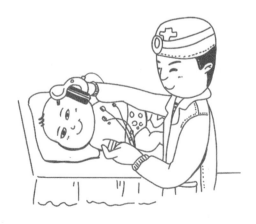

174. 当新生儿ABR阈值正常时还需要考虑ABR的其他指标吗?

新生儿 ABR 的阈值正常时还应考虑以下指标:

(1)各波的潜伏期是否正常。

(2)峰间潜伏期是否正常,特别是Ⅰ~Ⅴ,Ⅰ~Ⅲ,Ⅲ~Ⅴ的峰间潜伏期。

(3)在相同感觉级(SL)下,两耳Ⅴ波潜伏期的差值(>0.4ms 为异常)。

(4)波形的可重复性。

175. 如何记录和判断ABR的反应阈?

由于 ABR 的Ⅴ波最为稳定,在阈强度仍可显示,因此临床以刚能分辨Ⅴ波为阈反应标准。用每秒 10~20 次的短声刺激,记录各强度的 ABR 波,随刺激声强度逐渐降低,可记录到大于 0.1μV 的可辨认的脑干反应波Ⅴ。在记录反应阈时,给出的刺激强度最好能 5dB 一档地降低,直至引不出波形为止,引不出波形的上一个刺激强度即为 ABR 阈值。

176. 临床上常用的峰潜伏期代表真正的潜伏期吗?

临床上常用的峰潜伏期量取的是峰相对潜伏期,不是真正的绝对潜伏期,因为电位波形的起点,实际工作中很难确定。

177. 判断蜗后病变为什么要用Ⅰ~Ⅴ间期?

因为蜗后病变会影响神经冲动传导的速度,用 ABR 来正确估计中枢传导的时间,至少要有两个波形或一个波形确切的出现,一般认为,Ⅰ~Ⅴ波间期较波Ⅴ潜伏期来判断蜗后病变实际意义更大,从而排除中耳和内耳引起波Ⅰ、波Ⅴ的潜伏期延长。

178. 成人 ABR各波潜伏期、波间期正常值是多少?

由于实验室条件不同,使用测试机器不同,隔声屏蔽室内本底噪声不同,ABR 各波的潜伏期是不同的。目前国内所报告的 ABR 波 I ～ VII潜伏期及峰间潜伏期的数据分别见表 1、表 2。

表 1　目前国内所报告的 ABR 波 I ～ VII潜伏期列表

报告者	声级/dB SL	波I/ms	波II/ms	波III/ms	波IV/ms	波V/ms	波VI/ms	波VII/ms
胡嵚等	70	1.69±0.17	2.82±0.17	3.94±0.19	5.13±0.20	5.80±0.22	7.44±0.28	8.56±0.34
戚以胜	90	1.91±0.27	3.07±0.36	4.16±0.30	5.35±0.45	6.25±0.45	7.32±0.38	8.57±0.50
李兴启	75	1.63±0.14	2.84±0.17	3.91±0.17	5.01±0.15	5.74±0.20	7.34±0.27	8.93±0.49
赵纪余	75	1.74±0.10	2.75±0.16	3.82±0.16	5.0±0.15	5.64±0.21	7.16±0.26	8.75±0.59
江 敏	75	1.33±0.17	2.53±0.22	3.65±0.25	4.90±0.25	5.58±0.26	…	
魏保龄	80	1.5±0.1	2.6±0.1	3.8±0.3	5.0±0.3	5.7±0.3	7.1±0.4	8.8±0.4
徐丽蓉	80	1/76±0.18	2.75±0.24	3.84±0.27	5.09±0.34	5.77±0.28	…	

引自:李兴启,王秋菊.听觉诱发反应及应用.北京:人民军医出版社,2015,128.

表 2　目前国内所报告的 ABR 波的峰间潜伏期的数据

报道者	声级/dB	I～III间期/ms	III～V间期/ms	I～V间期/ms
胡嵚等	90~10 (SL)	2.25±0.17 (2.4~2.08)	1.86±0.15 (2.01~1.71)	4.11±0.21 (4.32~3.90)
戚以胜等	100~30(HL)	2.28±0.15 (2.41~2.01)	1.83±0.19 (2.11~1.62)	4.11±0.17 (4.41~3.88)
李兴启等	75~10 (SL) 75~35 (SL)	2.68~1.92 …	2.12±1.40 …	(4.38~3.62) 3.89±0.21(4.10~3.68) 至 3.70±0.27(3.97~3.43)
江敏等	75 (SL)	2.33±0.23 (2.5~2.09)	1.92±0.24 (2.16~1.68)	4.24±0.27 (4.51~3.98)
徐丽蓉	80 (SL)	2.09±0.03 (2.12~2.06)	1.92±0.04 (1.96~1.88)	4.00±0.08 (4.08~3.92)

引自:李兴启,王秋菊.听觉诱发反应及应用.北京:人民军医出版社,2015,129.

179. 婴儿 ABR各波潜伏期、波间期正常值是多少？

目前国内报道的在不同刺激声强度下不同月龄婴儿的 ABR 各波潜伏期的数据见下表：

年龄	刺激声强度 /dB nHL	波潜伏期 /ms			波间期 /ms		
		I	III	V	I~III	III~V	I~V
42天	100	1.49±0.08	4.42±0.16*	6.61±0.25	2.93±0.18	2.19±0.17	5.12±0.28
	90	1.54±0.09	4.45±0.16	6.66±0.26	2.91±0.18	2.21±0.18	5.12±0.27
	80	1.63±0.08	4.52±0.17	6.74±0.26	2.89±0.17	2.23±0.18	5.12±0.27
	70	1.83±0.12	4.64±0.18	6.87±0.26	2.80±0.19	2.23±0.18	5.04±0.27
3月龄	100	1.47±0.07	4.35±0.20	6.50±0.25	2.88±0.18	2.14±0.15	5.03±0.25
	90	1.53±0.07	4.38±0.20	6.57±0.24	2.85±0.19	2.20±0.15	5.05±0.23
	80	1.64±0.11	4.44±0.20	6.67±0.26	2.80±0.17	2.23±0.17	5.03±0.25
	70	1.84±0.13	4.62±0.22	6.80±0.28	2.78±0.18	2.18±0.20	4.95±0.25
6月龄	100	1.45±0.07	4.17±0.15	6.32±0.22	2.71±0.15	2.15±0.18	4.87±0.20
	90	1.48±0.08	4.19±0.15	6.36±0.21	2.70±0.15	2.16±0.16	4.87±0.20
	80	1.60±0.11	4.27±0.16	6.43±0.24	2.68±0.16	2.16±0.20	4.84±0.23
	70	1.79±0.14	4.42±0.20	6.56±0.24	2.63±0.17	2.14±0.20	4.77±0.23

引自：史伟，兰兰，丁海娜，等．不同月龄婴儿的 ABR 正常值分析．听力学及言语疾病杂志，2009,17（5）：420-423.

180. 当 ABR波 I 引不出时，如何用其他指标来判断蜗后病变？

蜗后病变会影响神经冲动传导的速度，用 ABR 来估计中枢传导的时间，至少要有两个波形或一个波形确切的出现，一般认为，波 I ~ V 间期来判断蜗后病变实际意义更大，但有时因病变严重，波 V 缺如，同时也得显示出波 I 才行。ABR 的波 V 出现最不易受强度的影响，而波 I 在低强度时，则往往不出现。简单地说，增加刺激强度，可达到出现波 I 的目的，但有的病人同时伴有的听力损失太严重，尽管增加了强度，但仍引不出，所以靠增加刺激强度来引出波 I 是有限的，此时可以作颅顶－鼓膜记录，也就是把记录电极放在鼓膜处，波 I 可清晰出现，其原因是对波 I 做了近电场记录。如果在高声强时 ABR 未引出，则常规应该做 ECochG，可用 AP-N$_1$ 波代替波 I，测量 I ～ V 波间期，AP-N$_1$ 波未引出时，常规做耳蜗微音电位（CM），判断是否为听神经病。

181. 新生儿ABR各波潜伏期有什么特点？

新生儿 ABR 波形主要包括 I、III、V 波，I、III、V 波潜伏期以及波间期是判断 ABR 结果的重要指标。新生儿各波潜伏期较成人长，波 III、波 V 较波 I 的潜伏期与成人的差异更为明显，随出生后月龄增加，潜伏期逐渐缩短，波 III、波 V 在出生后 1~2 周岁与成年人接近；波间潜伏期 I ～ III、III ～ V 和 I ～ V 也随出生后成熟状态逐渐缩短，如新生儿 I ～ V 间期为 5.1ms，至 1~2 岁时达成人标准，在此过程中，I ～ III 波间期缩短早于 III ～ V 波间期。由潜伏期变化可说明，听觉系统外周部分成熟早于脑干的中枢听觉通路，对早产儿的评估更应以妊娠周数来考虑潜伏期的变化，因为潜伏期和波间潜伏期的缩短在早产儿更为明显。

182. 一侧ABR不能引出能说明这就是耳蜗病变还是蜗后病变吗？

一侧引不出 ABR 时，一定要做对侧的 ABR，如果其 ABR 异常，提示两侧均存在病变，具体是耳蜗病变还是蜗后病变还需结合其他检查结果进行评估。

儿童听觉神经系统发育成熟后，以下指标提示可疑蜗后病变：波 I ～ V 间期 >4.5ms；双侧波 I ～ V 间期差值 >0.4ms；波 V 幅值小于波 I 的 1/2。

183. 当耳声发射和ABR都通过时为什么还要做行为测听?

耳声发射和 ABR 同为客观测试,而行为测听为主观测试。目前的客观听力检测设备,通过电生理检测方法可以获得听觉敏度反应阈值,但它不能完全反映儿童听力真实情况,儿童客观听力检测不能替代儿童行为听力测试。因为行为测听反映的是周边到听皮质中枢的功能是否完好,并且可以观察儿童听反射弧的正常与否。故有时 ABR 正常,但听中枢不正常,也会导致行为测听不正常。著名听力学家 Jerger 提出儿童听力评估应包括行为测听、ABR 和声导抗的组合测试法。

184. ABR正常的1~1.5岁孩子仍不会说话这是为什么?

仅以 ABR 结果作为判断听力是否正常是一个误区。对于言语语言发育较普遍儿童迟缓的儿童应进行全面听力学检查及诊断,同时排除孩子智力、精神及心理方面障碍。

185. 什么是高刺激率ABR?

高刺激率 ABR 检查是比较每秒 10 次左右和每秒 50 次左右两个刺激频率条件下的 ABR 波 Ⅰ ~ Ⅴ间潜伏期差值,差值 >0.28ms 为异常(解放军总医院第一医学中心正常值)。在临床上是诊断椎基底动脉短暂缺血性眩晕一种可靠敏感的方法。

186. 高刺激率ABR测试的诊断机制是什么?

高刺激率 ABR 能客观反映椎基底动脉短暂缺血性眩晕病理生理学改变,即脑缺血缺氧及血液灌注不足所致的局限性脑功能障碍。高刺激率 ABR 刺激声的时间特性是对灰质损害敏感,特别是对突触的功能障碍更为敏感,而突触效能又对缺血极为敏感,故行高刺激率 ABR 测试的椎基底动脉短暂缺血性眩晕病人,比其他原因所致眩晕患者更易出现波潜伏期延长的结果。

187. 什么叫AABR? 有什么特点?

AABR 是自动听性脑干反应(automatic auditory brainstem response) 的英文缩写,下称 AABR。它是在 20 世纪 80 年代出现的,以 ABR 测试技术为基础,通过新算法以及特殊的测试耳机实现的快速、可靠、无创的检测方法。主要应用于新生儿听力筛查。

特点:①提供了简单的"通过"或"未通过"的筛查结果,相对于传统 ABR 测试,具有检测时间短、结果判断简便的特点;② AABR 只是对听觉灵敏度的预估,以便确定婴幼儿是否需要随后的听力学测试,不是对听力的直接测定,不能用来确定听力损失的程度和性质。

188. AABR测试系统是如何工作的?

AABR 测试系统通过自动快速判断听觉诱发电位对听功能进行筛查性测试。通过放置于颅骨特定位置上的 BERA phone 耳机收集可重复的、稳定的神经电反应信号,并且利用伪迹剔除系统(EEG 系统)开窗的大小,控制干扰信号,使其不被耳机收集,产生对最终结果的影响。对于收集到的有用信号,AABR 系统利用其自身的特有的算法软件进行判断,自动给出筛查结果,并协助测试者完成测试(仅限于筛查程序)。

189. AABR的记录原理是什么?

AABR 得名于其具有的自动判断结果功能,此功能由系统内部的自动判读算法实现。不同仪器的算法,均以一定数量听力正常新生儿 ABR 的 V 波值为基础得到模板;每次测试结果与模板相比较,符合要求即为通过(pass),反之则需要复查(refer)。

190. AABR的结果有几种？有何意义？

"pass"（通过）：测试结果为 PASS 表明受试者在 35dB nHL 的刺激声强度下有听性脑干反应。同时表明在 2 000~4 000Hz 范围内，无明显听力损失，精确度为 99.5%。

"refer"（不通过）：测试结果为 rcfcr，表明受试者可能有听力损失。但要注意：当电磁干扰太大时，也可能导致结果为 refer；婴儿在移动或吮吸时，会产生大量的生物电，其他电子产品和荧光灯也会产生电磁干扰。测试中可通过观察筛查仪上的概率曲线是否接近 PASS，来判断是否要重测。如果接近，应在改善环境后重新测试。

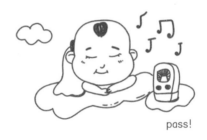

pass!

191. 新生儿如果 AABR未通过时如何处理？

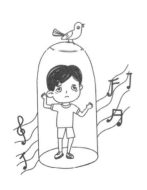

普通病房的新生儿如果初筛 AABR 未通过，要进行复筛。如果复筛仍未通过，要进一步进行听力学诊断；新生儿重症监护病房的新生儿，如果初筛 AABR 未通过，直接转诊至诊断机构进行听力学诊断。系统的听力学诊断包括：声导抗测试、耳声发射、听性脑干反应、40Hz 听觉事件相关电位、听觉稳态诱发电位、儿童行为测听等，综合判定是否有听力损失，进而确定损伤的部位及程度，为早期诊断及早期干预打下良好的基础。

192.
AABR测试的优缺点是什么?

AABR 的优点:客观、无创检查;测试时间短,无须镇静药;反映听功能传导通路至脑干的功能状态;测试仪器轻巧便携,自动判读,操作简便,易于推广;适用于高危新生儿的听力筛查。

AABR 的缺点:对于 1 000Hz 以下低频和 4 000Hz 以上高频听力损失不敏感;仅为筛查性测试,不可用于诊断;与其他常用筛查技术相比,获取资料的时间较长。

193.
AABR与ABR的测试条件有何异同?

AABR 与 ABR 的测试条件异同见下表:

项目	AABR	ABR
传声器	特殊测试耳机	气导 / 插入式耳机
刺激声类型	短声	短声、短纯音、短音
刺激声强度	35/40dB nHL	0~100dB nHL
刺激声速率	93 次 /s	< 30 次 /s
判断结果	自动判定	测试人员判定

194. 什么是40Hz听觉事件相关电位?

40Hz 听觉事件相关电位(40Hz auditory event related potentials,40Hz AERP)是一种稳态听觉诱发电位,刺激声有短声或短纯音,刺激速率在 40 次 / 秒左右时诱发的反应振幅最大。

40Hz AERP 指的不是刺激声的频率,主要是对记录到的波形形态的描述。经典的 40Hz AERP 波形是在 100ms 扫描时间内恒定的 4 个间隔 25ms 的准正弦波,与 40Hz 正弦波类似,因故而得名。

195. 40Hz AERP的特点是什么?

40Hz AERP 的波形类似于正弦波,峰间隔约25ms,振幅一般大于 1μV,随刺激强度降低,振幅下降,但波峰潜伏期几乎不变。至少要有三四个重复的波,峰间隔约为 25ms 时才能确定为反应。

40Hz AERP 重复性好,反应稳定,波形容易辨认。由于能以 1 000Hz、甚至 500Hz 的低频短纯音诱发,且有较好的频率特异性,有助于对中、低频听力的判断。但是 40Hz AERP 易受到受试者状态、睡眠、镇静药物以及麻醉的影响,其波幅常随睡眠程度的加深而降低。

196. 40Hz AERP的临床应用有哪些?

40Hz AERP 的反应阈与中、低频行为听阈非常接近,成年人可在 10dB 以内。低频刺激声引出的40Hz AERP 表现为振幅增加。因此 40Hz AERP能较好地反映低频听力,可弥补 ABR 无法测试低频听力之不足。40Hz AERP 与 ABR 结合应用,有助于对脑干病变的定位诊断,上位脑干的病变 ABR 可以正常,但 40Hz AERP 可能会出现异常。

197. 什么是多频稳态诱发电位?

所谓听觉稳态诱发电位是由调制声信号(调幅声、调频声或混合调制声)引起的,反应相位与刺激信号的相位具有稳态关系的听觉诱发电位,由于其频率成分稳定而被称为"稳态诱发电位";而多频稳态诱发电位是指将不同频率的声波作为载波,以不同的调制频率对载频进行调制,然后混合,同时给双耳以声刺激,这个混合刺激声能够同时激活耳蜗基底膜上的相应部位,经听神经、脑干和听皮层,产生一种稳态诱发电位,称为多频稳态诱发电位。由于这种反应与刺激声

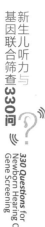
之间的特殊关系以及对此种测试法的命名尚未完全统一，它还有其他名称，如调幅稳态诱发反应、调幅率跟随反应、调幅包络跟随反应、正弦调幅稳态反应、80Hz 稳态反应等。造成多种命名的原因是因为许多学者认为他们的命名能够更清楚的表达该反应的特点。随着临床的广泛应用，普遍称之为听性稳态反应（auditory steady-state response，ASSR）。

听性稳态反应较其他测试方法具有以下优点。

198. 听性稳态反应较其他测试方法有什么优点？

（1）频率特异性好：听性稳态反应所用的调制信号是持续的，可避免由短声刺激所致的频率失真；刺激声对耳蜗基膜刺激的位置对应于载频及其谐波，因此基底膜的兴奋部位特异性高，所以该反应可以看作是基底膜相应部位受到特定频率的声刺激后兴奋所致。

（2）客观性高：以往的客观测听法，如 ABR、40Hz AERP 等其反应结果的分析，需要一定经验的专业人员来进行，这就有可能因为专业水平的差异导致对结果判定的差异；而听性稳态反应不仅测试过程是客观性的，且其反应结果的分析，亦由计算机根据反应信号的振幅及相位来自动判定（经过复杂的统计学处理）是否有反应出现，故避免了其他瞬态听觉诱发电位的"客观指标、主观判断"的不足，具有客观指标、客观判断的特点。

（3）听性稳态反应的反应阈与行为听阈相关性好：目前研究已证明听力损失程度越重，载波频率越高，听性稳态反应的反应阈与行为听阈相关性越好。

（4）不受睡眠和镇静药物的影响：听性稳态反应是叠加在 EEG 波上的很小的诱发电位，因睡眠时 EEG 波形稳定，可增加信噪比，使得听性稳态反应更容易检出。高调制频率听性稳态反应不受觉醒状态及年龄的影响，不同年龄的儿童包括新生儿，都可得到可靠的结果，因此听性稳态反应能很好地应用于不能配合的婴幼儿或智力障碍患者的听力评估。

（5）节省时间：在中、低强度测试时，听性稳态反应能够双耳多频率同时给声，较传统的单耳单频率给声能大大节省测试的时间，可望成为今后另一项理想的新生儿听力筛查工具。

（6）听性稳态反应的刺激声经喇叭或麦克风放大后无明显畸变，从而有助于助听器的选配。

199. 听性稳态反应的反应原理是什么？

当听神经受到低频正弦波样刺激时，它的兴奋释放相位与刺激信号相位一致，这种现象在所有听神经均可出现并被命名为"相位锁定"。听性稳态反应的反应波的频率由于锁相的原因应与调制频率一致，而刺激声的能量主要集中于载频及其谐波频率上（即载频 ± 调制频率），当在脑电波中检出与调制波一致的反应波时，说明耳蜗特定部位受到调制波刺激后产生了反应，即受试者听到了刺激声。由于反应波的频率与调制频率一致，计算机自动对脑电波进行快速傅里叶变换后，在频域内分析，经过叠加平均，该位点振幅即凸现而出，将此反应波的振幅与周围脑电波进行统计处理，有显著性差异时，即判定为出现阳性反应，此即为听性稳态反应的基本原理。

200. 听性稳态反应的产生部位在哪里?

目前多数学者认为,听性稳态反应的产生部位与调制频率有关,而与载波频率无关,由正弦调制声产生的听性稳态反应与该调制声的相位具有锁定性,相位与反应的潜伏期有关,因此诱发反应潜伏期一致的神经元被认为是同类神经元。

目前多数学者将产生听性稳态反应的神经元分为两类:一类是由调制频率低于 60Hz 的调制声诱发反应的神经元。另一类是由调制频率高于 80Hz 的调制声诱发反应的神经元。产生低调制频率(25~55Hz)的听性稳态反应的神经元可能位于皮质,因为其潜伏期与皮质的神经元相似;而产生高调制频率(高于80Hz)的听性稳态反应的神经元可能位于中脑,因为7~9ms 的潜伏期与下丘神经元的潜伏期相似。由于高调制频率的听性稳态反应无论在清醒或睡眠状态下,其波幅相同,证明该反应与觉醒状态无关,因此它的产生部位可能位于脑干,包括下丘和耳蜗核。

上述种种说法,只是部分阐明了听性稳态反应的实质,实际上该反应的来源尚有许多不清楚的地方,如到底是脑干哪几部分核团参与了反应,除脑干之外,还有哪几部分听觉中枢参与反应等,还需以后大量的基础及临床的进一步研究。

201. 影响听性稳态反应测试结果的因素有哪些?

调制频率是影响听性稳态反应的与刺激声相关的主要因素。调制频率决定分析窗宽,反应持续时间,是否受睡眠的影响等。在较低的调制频率时受睡眠影响较大,在清醒状态时反应幅值较高;当调制频率在70Hz 以上时,反应受睡眠影响不明显,这一现象尤其在高频载频音时为著。因此，多数学者认为，在应用听性稳态反应对成人进行测试时，由于不用睡眠，调制频率以 40Hz 最好。对于儿童，因测试时往往需要他们睡眠，因此调制频率以 80Hz 最好，而且当调制频率在 70Hz 以上时，听性稳态反应不受受试者的年龄或药物镇静作用的影响。

202. 听性稳态反应在临床上有哪些应用？

目前听性稳态反应在临床上主要应用于对婴幼儿及智力发育障碍者进行详细的分频率的听力评估，作为听力筛查的后续测试。实验证明，听性稳态反应测试所得到的预测听力图与行为测听有良好的可比性，由裸耳得到的听性稳态反应阈值与行为听阈相关系数介于 0.72~0.98，听力损失程度越重其与纯音听阈差值越小，用听性稳态反应估计纯音的准确性越高。另外听性稳态反应阈值与行为听阈的差异与频率有关，即随频率增高而缩小。

203. 听性稳态反应与ABR、40Hz AERP、耳声发射之间的异同点有哪些？

ABR 所用的刺激声多使用短声，而短声刺激不具有频率特性。被短声所诱发的 ABR 主要来自 2 000~4 000Hz 的高频区域。因此我们只能用该技术估计听力图上一个区域的听阈，而听性稳态反应所用的刺激声是经过调制的纯音，因而能够使刺激声具有频率特异性，从而能够得出不同频率的听性稳态反应的反应阈值，描绘出不同频率的听性稳态反应的反应阈值曲线，其所含信息量较 ABR 多，能比 ABR 测试更全面地了解儿童的残余听力情况。对临床诊治更具指导意义。另外，由于听性稳态反应所采用的刺激声是持续声音，强度可高于 ABR 所采用的短声，最高可达到 125dB SPL，因此，对 ABR 测试没有反应的受试者,有部分人可引出听性稳态反应。

40Hz AERP 的刺激声是短纯音,其频率多为 500Hz 或 1 000Hz,其虽有频率选择性,但也只能反应单一频率(主要是低频)的听功能,且 40Hz AERP 易受到年龄、睡眠、药物、麻醉等的影响,而听性稳态反应除能得到不同频率的反应阈值外,当其调制频率在 70Hz 以上时,不受受试者年龄、药物、镇静等作用的影响。

耳声发射虽然具有快捷、简便、无创、灵敏等优点,但其只能得出在某个频率有无反应的出现,而无法得出具体的反应阈值,并且当患者听力损失 ≥ 40dB HL 时,耳声发射不能检出或检出率降低,并且耳声发射仅能反映耳蜗外毛细胞功能,而对于蜗后病变的反应则受到局限,听性稳态反应则可克服耳声发射的上述缺点,从而有可能成为未来新生儿筛查的有效方法。

204. 哪些儿童适合做听性稳态反应?

从广义上说,凡怀疑具有听力损失的新生儿及婴幼儿均应行听性稳态反应检查。具体在实际生活及工作中,对于以下情况的儿童应行听性稳态反应的检查:

(1) 怀疑由听力损失引起的言语发育障碍或迟缓的儿童。

(2) 听力筛查未通过的婴幼儿。

(3) 主观行为听阈异常的儿童。

(4) 客观检查如 ABR、40Hz AERP 异常的儿童。

(5) 听力有损失,拟选配助听器以及行人工耳蜗植入术的儿童。

205. 听性稳态反应在婴幼儿听力评估中应用需要注意哪些方面?

虽然目前听性稳态反应在婴幼儿听力评估方面应用还不十分广泛，但大量的基础及临床研究已充分肯定了其在评估婴幼儿听力中的价值，在实际的临床应用中应注意以下几个方面：

(1) 测试时只要有一个频率记录到反应，即说明听力损失儿童可能存在残余听力。

(2) 同一患者一侧存在反应，对侧没有反应，说明对侧听力损失更重。

(3) 如果听性稳态反应、ABR 与 40Hz AERP 均无反应，则说明听力损失儿童各频率听力损失已非常严重。

(4) 如果听性稳态反应、ABR 与 40Hz AERP 均正常，而患儿对声音不反应，不能排除中枢听觉处理障碍的可能，也可能是由非听觉系统疾病所致，如儿童孤独症等。

此外，听性稳态反应在临床中应用时间较短，尚存在一些问题，如低频的反应阈与行为听阈相关性不好等，需做进一步探讨。因此目前阶段任何一项听力检查都不能被其他项目完全取代，临床上要综合运用，取长补短。

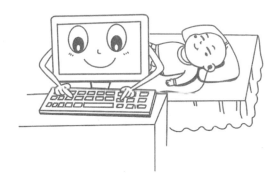

206. 什么是皮层听觉诱发电位?

听觉皮层功能是儿童日常生活中,尤其是在噪声环境中聆听的重要因素,当孩子接收到外界听觉刺激时,耳蜗感受器将刺激传导至初级听觉皮层,进而向次级听觉皮层和高级听觉皮层传递。听觉皮层诱发电位(cortical auditory evoked potential,CAEP)可用于评估中枢听觉皮层以及听觉传导通路的状态,包括皮层的慢反应和延迟成分,如 P1-N1-P2 波群和失匹配负波。P1 波是听觉刺激诱发的最早的皮层电位,产生于丘脑和初级听觉皮层,反映孩子听到声音并传输到中枢大脑的传递情况,P1 波的潜伏期常作为听觉皮层成熟度的生物标记物。临床当中可采用皮层听觉诱发电位测试评估儿童佩戴助听设备后对言语信号的感知、辨别能力。其优势是测试过程客观、无创,适用于难以配合行为测听、言语测听的小龄儿童或刚刚进行言语康复的儿童。

新生儿听力
基因联合筛查
330问

330 Questions for
Newborn Hearing
Concurrent Gene
Screening

第三篇

新生儿听力损失
及相关疾病

一　新生儿听力损失

207. 听力损失的分类有哪些?

按病变性质可分为器质性听力损失、功能性听力损失两大类。

器质性听力损失可按表现形式分为传导性听力损失、感音神经性听力损失和混合性听力损失三种。感音神经性听力损失按照病变部位可再分为感音性听力损失和神经性听力损失。感音性听力损失其病变部位在耳蜗,故又称为耳蜗性听力损失;神经性听力损失的病变部位在耳蜗以后的神经通路或听觉中枢,又称为蜗后聋。功能性听力损失往往无明显器质性变化,又称精神性聋或癔症性聋。

208. 感音神经性听力损失的分类及常见病因是什么?

感音神经性听力损失按照发病时间分为先天性和后天性。

(1)先天性听力损失:指出生时或出生后不久就已存在的听力损失。从病因讲可以分为两大类:遗传性听力损失和非遗传性听力损失,其中非遗传性听力损失是指妊娠早期母亲患风疹、腮腺炎、流行性感冒等病毒感染性疾患,或梅毒、糖尿病、肾炎、败血症、克汀病等全身疾病,或大量应用耳毒性药物均可致听力受损,母体与胎儿间发生 Rh 溶血,分娩时产程过长、难产、产伤致胎儿缺氧窒息等也可导致听力损失。遗传性因素在先天性听力损失中所占比例大于 60%,按照是否伴有其他系统病变分为综合征型听力损失和非综合征型听力损失;按照遗传方式可以分为常染色体显性遗传、常染色体隐性遗传、性连锁遗传和母系遗传,目前已知的致聋基因有百余种,而且随着相关科研进展基因数量还会进一步增加。从临床表现来看,不同基因导致的听力损失表型也是不尽相同的。

(2)后天性听力损失:因为出生后的各种原因导致的获得性听力损失,往往与环境和后天遭遇有关,常见的致聋原因包括:

1)传染病源性听力损失:各种急性传染病、细菌性或病毒性感染,如流行性乙型脑炎、流行性腮腺炎、化脓性脑膜炎、麻疹、猩红热、流行性感冒、耳带状疱疹、伤寒等均可引起轻重不同的感音神经性听力损失。

2)突发性聋:是一种72小时内突然发生而病因不清的感音神经性听力损失。致病原因和学说众多,循环障碍、自身免疫、病毒感染等因素都可能有所参与。听力损失可在瞬间显现,也可在数小时、数天内迅速达到高峰,多为单侧发病,还可以伴发耳鸣、眩晕等症状。

3)噪声性听力损失:是由于长期遭受85dB(A)以上噪声刺激所引起的一种缓慢进行的感音神经性听力损失。主要表现为耳鸣、听力下降,纯音测听表现为4 000Hz谷形切迹或高频衰减型。亦可出现头痛、失眠、易烦躁和记忆力减退等症状。其听力损失程度主要与噪声强度、暴露时间有关,其次与噪声频谱、个体差异亦有一定关系,有学者发现2 000~4 000Hz的噪声最易导致耳蜗损害。

4)药物性听力损失:多见于氨基糖苷类抗生素,如庆大霉素、卡那霉素、多黏菌素、双氢链霉素、新霉素等,其他药物如奎宁、水杨酸、顺铂等也都可导致感音神经性听力损失。药物性听力损失与机体的易感性有密切关系,听力损失为双侧性,多伴有耳鸣,前庭功能也可损害。中耳长期滴用此类药物亦可通过蜗窗膜渗入内耳,应予注意。

5)外伤性听力损失:颅脑外伤及颞骨骨折损伤内耳结构,导致内耳出血,或因强烈震荡引起内耳损伤,均可导致感音神经性听力损失,有时伴耳鸣、眩晕。耳部手术误伤内耳结构也可导致听力损失。

6)全身系统性疾病引起的听力损失:常见高血压和动脉硬化。其致聋机制尚不完全清楚,可能与内耳供血障碍、血液黏滞性升高、内耳脂质代谢紊乱有关。

7)遗传性进行性听力损失:多见于显性遗传性听力损失,出生时耳部均发育正常,听力正常,一般在学会语言后渐进性出现听力损失,具有迟发性特征。另外,线粒体突变母系遗传与氨基糖苷类耳毒性药物使用相关,可因接触这类药物导致后天性迟发性听力损失。

209. 先天性听力损失的定义?

先天性听力损失是指在新生儿出生时就存在的听力损失。先天性听力损失以遗传因素为主(大于60%),也可以由其他因素引起;单侧或者双侧发病;临床表型多变,可以是感音神经性听力损失、传导性听力损失或混合性听力损失。

210. 导致先天性听力损失的非遗传性因素有哪些?

引起先天性听力损失的非遗传性因素主要是在孕妇妊娠期或分娩期所接触到各种致聋高危因素。

(1)妊娠期致聋因素包括:

1)特异性感染:如风疹病毒感染、弓形虫感染、梅毒螺旋体感染、单纯疱疹病毒感染、巨细胞病毒感染等。

2）妊娠期使用了影响到胎儿听觉系统发育的药物,如苯乙双胍、耳毒性药物（氨基糖苷类抗生素、抗疟药等数十种）。如果是在早期妊娠时使用了这些药物,则更容易引起胎儿的发育异常。

3）孕妇患有疾病,如甲状腺功能减退,则胎儿有可能在出生时就患有先天性听力损失。

4）环境因素对孕妇和胎儿的影响,如放射线损伤等。

（2）分娩期容易导致听力损失的影响因素包括：

1）分娩时新生儿的缺氧、窒息。

2）早产。

3）头颅外伤。

4）新生儿溶血性黄疸等。

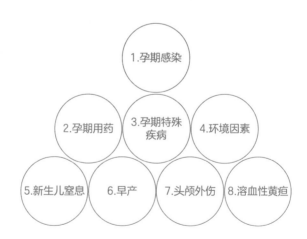

211. 导致语后听力损失的因素有哪些?

（1）遗传因素: 由于遗传因素导致的后天性听力损失多有迟发性和进行性的特征,有些人甚至到了40~50多岁才出现听力损失。听力损失多为双侧,听力损失的表现多为高频损伤或平坦型、盆型的听力曲线。遗传性后天性听力损失的遗传方式可以是常染色体显性、常染色体隐性、性连锁或者母系遗传。

（2）药物性听力损失：可以导致药物性听力损失的药物有数十种，例如：氨基糖苷类抗生素（庆大霉素、链霉素、卡那霉素、新霉素、阿米卡星、小诺米星等），大环内酯类抗生素（如乳糖酸红霉素等），其他抗生素（如氯霉素、米诺环素、盐酸万古霉素等）；耳毒性的抗肿瘤药物如（顺铂、卡铂、长春新碱、氮芥、博来霉素、盐酸丙卡巴肼等）；解热镇痛抗炎药（如阿司匹林、吲哚美辛等）；抗疟药（如磷酸氯喹、奎宁、乙胺嘧啶等）；祥利尿药（如呋塞米、布美他尼、依他尼酸等）。众所周知，氨基糖苷类抗生素容易引起药物性听力损失，但对于其他的药物，也应该引起注意。

（3）外伤性因素：耳部或者头部的外伤可能造成颞骨的骨折，所导致的听力损失可以因为中耳或外耳的损伤而表现为传导性，也可以因为骨折线通过耳蜗而表现为感音性听力损失。

（4）感染性疾病：多种急、慢性传染病都可以导致听力下降。通常情况下，容易引起听力损失的传染性疾病，包括麻疹、结核性脑膜炎、流行性感冒、伤寒、乙型脑炎、猩红热、腮腺炎、风疹、带状疱疹、水痘等，这些疾病是通过损伤内耳或者听神经而引起听力下降。另外一些非传染性的疾病，如慢性化脓性中耳炎、化脓性脑膜炎等，也可引起听力下降。由于婴幼儿的抵抗力较差，因此这个群体是感染性疾病的易感人群，而其听力下降又不易察觉，容易错过早期诊断和治疗的时机。

(5)先天性的发育异常：例如：大前庭水管综合征，这种病常常由于头部的轻微外伤而出现双侧听力明显的下降，而且听力状态有时是波动的。目前推测这是由于前庭水管的扩大，内淋巴液可以从内淋巴囊倒流到前庭或者耳蜗，导致毛细胞受损而出现听力损失。

(6)噪声性听力损失或者爆震性听力损失。

(7)其他疾病：如梅尼埃病、儿童多动症、儿童时期发生的听神经病等也是导致后天性听力损失的因素。

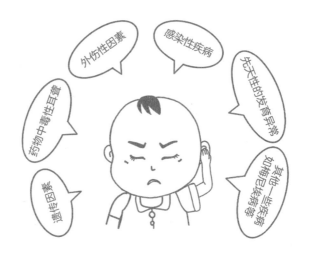

212. 内耳的先天性发育畸形分哪几种类型？

(1)Michel 畸形（Michel dysplasia）：此型内耳发育异常属于常染色体显性遗传，是最严重的一种内耳发育畸形，患者的内耳可以完全没有发育，有些患者的颞骨岩部甚至都没有发育。除了内耳的发育异常外，患者还常伴有其他器官的发育畸形和智力障碍。

(2)Mondini 畸形（Mondini dysplasia）：患者的耳蜗底周发育尚可，但是第二周和顶周发育不全；蜗水管和内淋巴管前庭池可合并畸形；半规管的异常表现为缺如或大小不一；前庭窗和蜗窗可能有发育畸形。此型内耳发育异常也属于常染色体显性遗传，受累的耳朵可以是单侧或者双侧。Mondini 畸形可伴发短颈综合征、甲状腺 - 耳聋综合征、Warrdenburg 综合征等。

（3）Bing-Alexander 畸形（Bing-Alexander dysplasia）：

此型内耳发育异常也属于常染色体显性遗传，具体表现为骨迷路发育正常，但是蜗管发育不全，病变主要在耳蜗底周的 Corti 器和螺旋神经节。这类的畸形又称 Bing-Siebenmann dysplasia，患者的听力为高频下降型，低频的听力尚可达到应用水平。

（4）Scheibe 畸形（Scheibe dysplasia）：

与其他三种内耳畸形不同，这种畸形的遗传方式为常染色体隐性遗传，也是这四种内耳畸形中最轻的。畸形仅限于蜗管和球囊，而其骨迷路和膜迷路的上部结构，包括椭圆囊和半规管都是正常的，故这种畸形又称耳蜗球囊畸形。

213. 传导性听力损失的常见因素有哪些？

会造成声音传导至内耳过程中发生损失的原因皆可造成传导性听力损失，常见原因有：①外耳道被耵聍或异物堵塞，外耳道新生物；②分泌性中耳炎导致积液；③鼓膜运动不良或穿孔；④慢性化脓性中耳炎或中耳胆脂瘤导致听骨链破坏或中断，粘连固定；⑤先天性外、中耳畸形等。

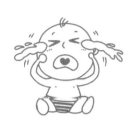
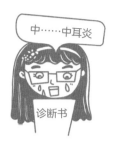

中……中耳炎

诊断书

214. 目前引起新生儿及婴幼儿听力损失主要有哪些致病原因?

2006年第二次全国残疾人抽样调查结果显示,0~6岁听力残疾的主要致残原因,除不明原因外依次为:遗传、母亲妊娠期病毒感染、新生儿窒息、药物性听力损失、早产和低出生体重儿;另外中耳炎、全身性疾病、噪声和爆震等也占据不少的份额;农村与城市致残原因比较,农村高于城市的原因有:中耳炎、遗传性听力损失、传染性疾病、母亲妊娠期病毒感染及新生儿窒息;而噪声和爆震、药物中毒及全身性疾病导致的听力残疾等城市发病率均高于农村。针对遗传、母亲妊娠期感染等导致新生儿出生听力缺陷的因素,以及中耳炎、噪声污染、耳毒性药物等主要因素制定预防策略非常重要。

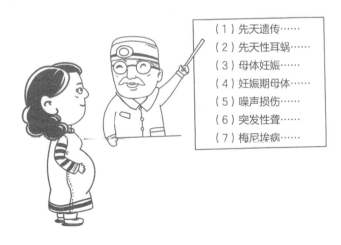

（1）先天遗传……
（2）先天性耳蜗……
（3）母体妊娠……
（4）妊娠期母体……
（5）噪声损伤……
（6）突发性聋……
（7）梅尼埃病……

215. 怎样预防新生儿期听力损失的发生?

胎儿离开母体后进入新生儿期(28天以内)。新生儿期易患某些导致新生儿听力损失的疾病。因此新生儿期听力保健对于预防听力损失很重要。新生儿期应该预防的疾病有:新生儿溶血、胆红素脑病、缺氧、病毒性感染(如巨细胞病毒)、大脑性瘫痪、脑白质营养不良等。在新生儿出生时头颅外伤、体重过低的新生儿以及早产儿,也都容易发生听力损失,因此应该尽量避免这些情况的发生。

216. 怎样预防婴幼儿听力损失的发生?

婴幼儿比较常见的听力损失原因是中耳炎,因此中耳炎的预防是这个时期预防听力损失的关键。儿童的中耳炎分为化脓性中耳炎和非化脓性中耳炎(分泌性中耳炎)两类。对于前者,家长要避免一些因素,比如:身体抵抗力下降、急性上呼吸道感染、急性传染病(如猩红热、麻疹、百日咳、流行性感冒等)、在不洁的水中游泳、哺乳姿势不当、挖耳致鼓膜外伤等。分泌性中耳炎主要是由腺样体肥大、慢性鼻窦炎和上呼吸道的慢性炎症等疾病引起的咽鼓管功能不良或者阻塞所导致。另外,在这个时期还应该预防高热及腮腺炎、流行性感冒等病毒性感染,避免使用耳毒性的药物等。因此预防和及时治疗这些疾病就成为在婴幼儿及儿童期预防听力损失的重要部分。

217. 孩子发音不清楚是什么原因造成的?是舌系带过短导致的吗?

有些家长把孩子发音不准全部归结为舌系带过短,只要孩子稍有说话不清的表现,就带孩子到医院要求割舌系带,家长这样理解是片面的。在听力诊断中心已经遇到过家长带着做过舌系带手术后发音仍没有得到改善的孩子来就诊,经听力检查发现这些孩子往往存在不同程度的听力损失,这才是导致孩子发音不准的真正原因。

孩子发音不准、吐字不正确固然与舌系带过短有关，但这不是发音不准的唯一原因。舌系带过短，一般仅影响孩子对某些字的发音不准确，对整个发音不起主要作用。造成发音不准的主要原因一般有以下几种情况： 是先天性生理缺陷，比如先天性唇裂和腭裂、牙齿缺失或畸形以及舌系带过短等；二是后天疾病所致，比如孩子小时候因神经系统疾病致使发声器官运动不协调、因听力受损等情况造成听不准音而无法正确模仿、大脑发育障碍等都可以引起发音不准。三是3～8岁孩子的词汇量逐渐增多，他们很想用语言来表达自己的思维，故也常常有发音不准的现象，特别是一些较复杂的音。这是因为他们刚学会说话不久，而且大脑的语言中枢和发声器官尚不成熟，或是在学说话过程中受到语言环境的影响而引起的。比如孩子出生后一直听着方言长大，孩子周围的成人普通话说得不标准，孩子学普通话可能就会有发音不准的现象。

孩子的发音与听觉功能、语言环境、智能发育、发音程度等因素有关，特别是听觉功能的发育。聋哑儿童的出现，也正是因为不能听到声音，无法模仿和学习正确的语言发音造成的。因此，对于发音不准的孩子家长，首先应该在耳科或儿科医生的指导下仔细辨别是哪种原因导致的，千万不要盲目判断。对于第三种情况，一般孩子有一定的自我纠正能力，4岁以后会逐渐吐字清楚，部分孩子要到入学以后通过学习才能完全纠正过来，家长不必过分担心。

218. 新生儿发生窒息会影响听力吗?

新生儿窒息会导致听力损失。所以窒息的治疗必须争分夺秒,及时清理呼吸道的分泌物,酌情采取人工呼吸,给予吸氧或加压给氧,积极纠正酸中毒,预防发生脑水肿。

219. 宝宝耳朵里有耵聍怎么办?

耵聍,俗称耳屎,它是人体耵聍腺产生的一种油脂分泌物,存在于外耳道中,不仅可以减弱外界声波对鼓膜的刺激,还能粘住灰尘和细菌,具有一定的保护和屏障功能。通常宝宝的耳屎呈屑状或片状,能够自行从耳内掉落。也有的宝宝会出现油脂性的、黏稠的、深黄色或褐色的耳屎,这也是正常的。清理宝宝的耳屎时,建议父母们要量力而行,适可而止。如果宝宝的耳屎掉落出了外耳道,可以用棉签或棉球将其扫出来,黏稠状耳屎可以稍微蘸一点儿温开水擦拭。万万不可过于追求干净而用乙醇擦拭。如果耳屎较多,父母一定不要擅自为宝宝掏耳,因为外耳道皮肤比较薄,神经又非常丰富,掏耳朵很容易损伤宝宝外耳道皮肤,造成感染或引起其他病症。这时最好去医院,请专业的医生帮忙。

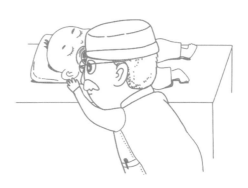

220. 宝宝耳朵进水了怎么办?

洗澡的时候外耳道进水,对于正常人来讲是没有关系的,但对于婴幼儿来讲就需要做一些必要的处理了。例如,当水或眼泪流入宝宝外耳道时,可将宝宝头部向入水一侧倾斜,用干棉球(签)轻轻将水吸出,并擦干净,一般棉签只擦能看到的部位,不要动作过深,要小心轻柔,以免损伤鼓膜;如果游泳或洗澡过程中耳朵进水,多数情况下会自行排出。

221. 宝宝要多大才可以乘坐飞机?

婴幼儿在 4~6 周的时候,身体的免疫系统最弱。而飞机机舱内的环境是密闭的,空气循环使用、容易传播疾病。而且,在飞机的起飞和降落过程中,由于高度的急剧变化,会对中耳产生影响,对鼓膜有压力,所以应该尽量不要带婴幼儿搭乘飞机。如果不得不带婴幼儿搭乘飞机,以下方法可以帮助平衡中耳腔与外界的气压,保护听力,帮助婴幼儿减轻不适感:在飞机起飞和降落时让孩子用奶瓶喝奶;让孩子适当吵闹;帮孩子做几次张口和闭口动作等。

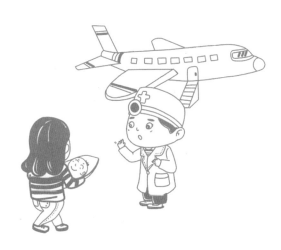

222. 妊娠期准妈妈如何预防新生儿听力损失?

孕妇如果受到影响胎儿发育的外界因素的干扰,比如使用耳毒性药物、风疹和巨细胞病毒或者其他一些病毒性的感染、放射性损伤等,都有可能导致其所生的新生儿出现听力损失。因此,在妊娠期和产前一般不要注射疫苗,也要避免腹部的放射性照射,使用药物要十分慎重,特别是耳毒性药物,一定要避免使用。

223. 孩子被诊断为极重度听力损失该怎么办?

临床上,极重度听力损失是指纯音听力图上 500Hz、1 000Hz、2 000Hz、4 000Hz 四个频率的气导平均阈值大于 90dB HL。由于听力损失程度较重,助听器(包括特大功率助听器)的补偿效果不会特别理想。那么人工耳蜗植入和听觉脑干植入就成为帮助极重度听力损失患者恢复听觉的一个有价值的方法。如果您的孩子被诊断为耳蜗病变引起的听力损失,并且听神经功能完好,那么可以考虑行人工耳蜗植入手术;如果诊断为听神经病变引起的听力损失,可以考虑先进行听神经病相关基因检测,如果是 OTOF 基因突变导致的听神经病,能够定位分型诊断为突触型听神经病,这类听神经病进行人工耳蜗植入手术效果显著;而其他类型听神经病等蜗后聋,就要考虑听觉脑干植入了。听觉脑干植入是将听觉植入装置直接植入脑干的耳蜗核,外界声音将绕过人的耳蜗和听神经传导,直接到达脑干,刺激耳蜗核的不同感受神经元,经中枢到达大脑皮层,产生有意义的听觉,术后需接受语言康复训练等治疗。2019 年 2 月上海第九人民医院成功完成国内首例听力损失儿童人工听觉脑干植入手术。

224. 婴幼儿的残余听力如何保护?

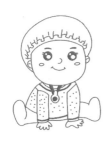

对于已经有了听力损失的孩子来说,关键是要及时对其进行听力学诊断,确定其听力损失的性质、程度和病变部位,然后根据具体情况选择治疗和干预方法。如果孩子患有中耳炎,要及时进行治疗。对于感音神经性听力损失的患儿来说主要干预方法是由专业验配人员给患儿验配合适的助听器或言语放大器。如果患儿为双耳重度听力损失,可以考虑进行人工耳蜗植入手术。

225. 如何防止听力损失进一步加重?

(1)避免使用耳毒性药物:滥用或过量使用耳毒性药物,是儿童致聋的主要原因之一。一旦发生药物性听力损失,说明听力损失儿童对耳毒性药物有一定的易感性,如果继续使用,必然造成听力损失加重,甚至失聪的后果。因此,当听力损失儿童患有疾病时,应避免使用耳毒性药物如链霉素、庆大霉素、卡那霉素、小诺米星等,这一点对正在接受听力康复训练的听力损失儿童来说,尤其重要。同时最好进行耳聋基因检测,进行遗传咨询,对避免听力损失进一步加重具有重要意义。

(2)及时治疗可引起听力损失的疾病:听力损失儿童由于本身是重度听力损失,家长往往忽略治疗其他可以引起听力损失的疾患,如鼻窦炎、中耳炎等,这些疾病可造成中耳传声功能的减退,使听力损失儿童的听力损失加重,增加康复的难度,对于这些疾病要积极治疗,切莫掉以轻心。

（3）对大前庭水管综合征的病人，提出以下几点建议：

1）突然出现听力下降时，应积极选用合理的药物进行治疗。

2）治疗无效时应选配合适的助听器。

3）在语言形成的关键期，尽量保护残余听力，帮助患儿保存良好的听觉和语言能力。

4）尽量避免对抗性的体育活动，避免头部外伤。

（4）合理使用助听器，防止强声刺激：由于听力损失儿童对高强度声音的耐受力差，缺乏自我保护能力，过强、过久的声刺激如鸣喇叭、放鞭炮、敲锣打鼓、机器轰鸣等会造成暂时性或永久性听力损失，请家长在日常生活中注意避免在配戴助听器时接触上述声音。

二　分泌性中耳炎

226．什么是分泌性中耳炎？

无任何耳部感染迹象的中耳积液称为分泌性中耳炎。它是以中耳积液、听力下降及鼓膜完整为主要特征的一种中耳非化脓性炎性疾病。耳镜检查鼓膜通常完整，但鼓膜内陷，中耳出现积液时，鼓膜呈淡黄、橙色、琥珀色或色泽发暗，可见气液平面或气泡，鼓膜活动度降低。

227．婴幼儿分泌性中耳炎的发病率怎样？

本病是婴幼儿常见的一种耳科疾病。国外关于婴幼儿分泌性中耳炎的流行病学研究表明：超过50%1岁以内以及60%的2岁以内的婴幼儿均有过分泌性中耳炎的病史;相关耳科检查显示 15% ~40%的 1~5 岁儿童有分泌性中耳炎。在中国一项对部分省区市儿童分泌性中耳炎发病的流行病学调查显示:2~3 岁婴幼儿发病率最高,其中 2~3 岁的发病率为 19.65%,4~5 岁发病率为 5.85%,6~7 岁发病率为 2.68%。约 6.8% 的分泌性中耳炎患儿病程持续 3 个月以上,30%~40% 的儿童分泌性中耳炎复发,5%~10% 的患儿分泌性中耳炎持续 1 年以上。

228. 患有分泌性中耳炎的婴幼儿可能有什么表现?

患有分泌性中耳炎的患儿可能出现:

(1)可有轻微的间歇性耳痛及耳胀满感。

(2)可表现为抓耳、易激惹和睡眠时易醒。

(3)对周围的声音反应差,不能将头准确地转向声源。

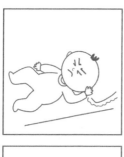
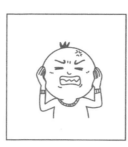
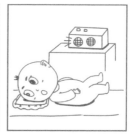
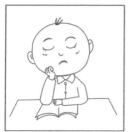
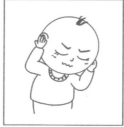
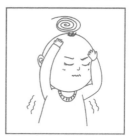

（4）听力下降，即使患儿没有主诉，家人则发现患儿漫不经心、行为改变、对正常对话无反应、看电视或使用听力设备时总是将声音开得很大。

（5）幼儿可能会对家长说耳内有水流动的声音或其他耳内异响。

（6）平衡能力差，不明原因的笨拙、大运动系统发育迟缓。

（7）言语语言发育迟缓。

229. 婴幼儿分泌性中耳炎的咨询指导内容包括什么？

（1）应告知家长分泌性中耳炎的患儿在发病期间应严密观察随诊，并进行纤维耳镜及鼓室图等相关的耳科检查。

（2）对于分泌性中耳炎的患儿，尤其是双耳发病患儿，在他们患病期间听力会有不同程度的损失，为了保证患儿的聆听要求及正常的言语发育，要告知家长在此期间为患儿创造可提高聆听质量的学习及生活环境，包括：说话时要距患儿 1m 内；将周围干扰的声响关掉，如电视机和音响；用手势和图片等视觉方式作为辅助；言语清晰、降低语速并提高音量；与患儿一起阅读，讲述和解释图片，提出问题；注意重复单词、词组或句子；在幼儿园或学校，安排患儿坐在距离老师较近的位置上，必要时在教室里使用可调节音量的扩音设备等。

（3）对于病史长（超过 3 个月）、听力损失严重并出现言语发育迟缓或学习障碍的患儿，应建议对患儿进行听力及言语评估，并积极进行听力学及言语学干预。

230．宝宝得了分泌性中耳炎，应注意什么呢？

宝宝得了分泌性中耳炎以后，应注意以下事项以防止宝宝的听力进一步的下降：

（1）注意防止溢奶或呛奶。

（2）避免或减少上呼吸道感染。

（3）避免噪声。

（4）禁止使用耳毒性药物，其中包括：

①氨基糖苷类抗生素：这类药物最常导致听力下降，包括链霉素、庆大霉素、妥布霉素、小诺米星、卡那霉素、新霉素等。

②红霉素：当24小时静脉用药达2~4g时，会产生耳毒性，尤其当患者有肾脏方面疾患时毒性更大。但红霉素24小时的口服药量，不足以造成耳毒性。

③水杨酸盐：含阿司匹林的药物，通常每天大剂量使用会出现毒效，为可逆性，药物治疗后可消失。

④非甾体抗炎药物：布洛芬、萘普生、吲哚美辛和磺胺异恶唑等，通常在每天大剂量使用后出现耳毒性，毒效是可逆的，经药物治疗多消失。

⑤其他：静脉注射利尿药和万古霉素也可以产生耳毒性。

231．宝宝得了分泌性中耳炎一定要外科治疗吗？

婴幼儿期的中耳炎分为化脓性中耳炎和非化脓性中耳炎，婴幼儿易患的是非化脓性中耳炎，且多数为分泌性中耳炎。如果宝宝经医生检查和诊断患有分泌性中耳炎，请不要惊慌，大多数分泌性中耳炎的预后良好，但也有可能因治疗不及时而引起粘连性中耳炎等后遗症,给宝宝的听力造成永久性的损伤,因此患儿家长要积极配合医生治疗。

治疗方案有保守治疗和外科治疗两种:保守治疗是指发病 3 个月内的患儿,需要密切观察及治疗,主要的保守治疗包括药物治疗及咽鼓管吹张术等。而当分泌性中耳炎持续 3 个月以上伴有听力减退和其他症状,持续或复发分泌性中耳炎、伴有高危因素存在的高危儿(高危因素包括永久性听力下降、言语发育迟缓或障碍、孤独症、与遗传有关的综合征、颅面发育异常等所引起的认知和言语表达障碍、腭裂等)或观察期间较好耳的听力水平仅为 40dB 或更差时,应采取鼓膜穿刺术、鼓膜置管术等外科治疗。

232. 为什么婴幼儿易患中耳炎?

首先,中耳腔与鼻咽部有一管道相通,被称为咽鼓管,也称耳咽管。婴幼儿的咽鼓管较成人的短、管径宽、呈水平位置,上呼吸道的细菌、病毒等病原体十分容易从咽鼓管进入中耳,而且孩子的肌肉薄弱,咽鼓管的软骨弹性差,可导致咽鼓管功能不良,因此儿童的中耳腔更容易产生负压,引发分泌性中耳炎;其次,相比于成人,儿童位于鼻咽部的腺样体增生,腺样体肥大会压迫咽鼓管咽口,引起咽鼓管阻塞造成中耳腔内的负压,因此更易引发本病;另外,不当的喂养姿势而引起的婴幼儿呛奶,也是导致婴幼儿易患分泌性中耳炎的一个因素,值得引起家长的关注。

233. 如何有效避免哺乳时宝宝呛奶引发分泌性中耳炎?

在给宝宝喂奶的时候要特别注意:

(1)无论是吃母乳还是配方奶,喂奶的姿势要正确:不要让宝宝平躺着吃奶,最好头略高,呈半卧位。

(2)喂完之后尽量耐心给宝宝拍背,能拍出嗝最好。

(3)吃配方奶的宝宝,要注意奶嘴孔,避免宝宝喝奶时过多、过急,来不及吞咽。

(4)万一宝宝发生呛咳,要使宝宝侧着躺下,头稍高,使嘴角处于低处,让奶流出嘴角。

234.预防分泌性中耳炎父母应该注意哪些事项?

分泌性中耳炎的预防,主要是要避免感冒的发生。不发生感冒,咽部、鼻咽部黏膜充血、水肿的机会就减少了,咽鼓管的功能也会处于良好的状态。如果已经发生感冒,就应当及时诊断治疗。在治疗感冒的同时,注意应用鼻腔黏膜的减充血剂和黏液促排剂。此外,小月龄婴儿要注意防止呛奶。

235. 如何观察宝宝有没有分泌性中耳炎?

首先要看看宝宝有没有一些不太正常的表现,比如:流鼻涕、咳嗽及不安静;哺乳时停止吃奶并啼哭,经常用手抓揉耳朵;对声音的反应能力差,看电视需要调大声音;宝宝向家长诉说耳痛或耳内有水声或其他异响。学龄期的儿童如果出现上课精神不集中及学习成绩的下降,也应警惕患分泌性中耳炎的可能。

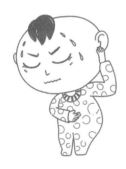

236. 得了分泌性中耳炎会影响宝宝学习听声说话吗？

分泌性中耳炎属于传导性听力损失，多数可以治愈，听力损失程度一般在轻中度。而正常听力对宝宝的言语发育是极其重要的，特别是在言语发育的关键时期（0~3岁），如果存在听力损失，就会影响宝宝的言语发育。即使轻、中度的听力损失也会使宝宝对一些声音听不清，从而导致言语发育迟缓或口齿不清。因此要在宝宝的言语发育的关键时期，及时、充分地了解宝宝的听力状况，及时与专业人员沟通，获得专业的咨询指导与帮助。

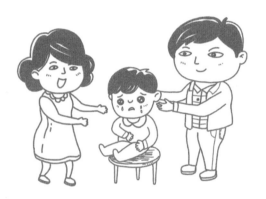

三　大前庭水管综合征

237. 什么是大前庭水管综合征？

大前庭水管综合征(large vestibular aqueduct syndrome, LVAS)是指：由于先天发育异常导致前庭水管扩大，内淋巴液经扩大的前庭水管从内淋巴囊倒流入耳蜗或前庭，损伤毛细胞，出现感音神经性听力损失并常伴有眩晕。患儿出生时听力可正常，也可为轻到重度听力损失。感冒和头部外伤可诱发出现听力损失加重。

该病属于常染色体隐性遗传性疾病，由 *SLC26A4* 基因突变导致。大多数情况下父母听力正常，是 *SLC26A4* 基因突变携带者，当来自父亲和母亲的突变同时传递给一个孩子时，孩子就会是前庭水管扩大患者。

238. 大前庭水管综合征的诊断标准是什么？

大前庭水管综合征具有特征性的纯音听力，检查为低频气骨导差；特异性的 ABR 波形——ASNR 波；CT 检查见前庭水管扩大，直径 >1.5mm；MRI 表现为扩大的内淋巴囊；特异和常见的 *SLC26A4* 基因突变谱。

239. 大前庭水管综合征的听力学特点有哪些？

进行纯音测听或者行为测听检查时，可以发现 70%~80% 的患者在中耳功能正常的情况下存在低频传导性听力损失，这里要强调的是具有正常中耳功能的情况下发现一个异常的低频气骨导差，这个听力曲线不能用经典的外耳中耳异常导致的传导性听力损失来解释，属于蜗性"传导性听力损失"。发现这种低频听力气骨导差时要考虑诊断大前庭水管综合征。

在进行常规 ABR 检测时，76% 的患者存在一个异常负波——ASNR。需要强调的是这个负波的引出是在常规 ABR 检测的条件下出现的，之所以强调这一点是因为在改变测试参数时正常人可以引出 ASNR，而在常规进行 ABR 检查时发现的 ASNR 有 76% 的患者最后均被影像学以及基因学诊断证明为 LVAS 患者。我们考虑 ASNR 的出现可能是 LVAS 的一个特征性表现，因此，在听力损失的患者行常规 ABR 检测时发现 ASNR 波，应高度怀疑为大前庭水管综合征。

240. 大前庭水管综合征的蜗性"传导性听力损失"产生的机制是什么？

目前对于蜗性"传导性听力损失"产生的机制主要有如下三个学说：

（1）存在一个新的非骨传导的耳蜗兴奋通路，从而使骨传导增强：骨振子置于颅骨上时，骨振动可能引起颅内容物（脑组织和脑脊液）的音频声压，该压力又经由液体通道传导到内耳液体导致骨导阈值降低。因此可能要修正经典的骨导传导机制。

（2）内耳"传导性听力损失"的起因可能是内淋巴管和囊扩张、内淋巴积水或外淋巴张力过高，这种情况下镫骨底向内运动受阻而非固定，镫骨肌反射仍可引出。镫骨底的运动与内耳容积成反比，由于内耳积水，质量增加，导致中耳共振频率低于正常，影响气传导，而骨传导未受影响从而出现气骨导差的情况。

（3）内耳第三窗（the third window）解释耳蜗性"传导性听力损失"。早在1926年Herzog和Krainz就在解释骨传导机制时指出，除蜗窗和前庭窗负责声波向内耳的传导外，存在第三窗。Ranke等于1952年称第三窗是指前庭水管、蜗水管和耳蜗内的血管神经通道。扩大的前庭水管增强了颅骨传导转换成耳蜗液体运动的能力，降低了中耳的顺应性，导致骨导阈值降低（骨导好于气导），而中耳的共振频率降低，出现气骨导差的现象。

241. 大前庭水管综合征听力损失如何防治？

研究发现，大前庭水管综合征正成为导致儿童听力损失的重要原因之一。虽然大前庭水管综合征是一种先天性发育障碍，但由于听力损伤可发生在出生以后，常被误认为是后天性听力损失。90%以上表现为感音神经性听力损失,可突然发病,也可呈波动性或渐进性的感音神经性听力损失。

由于轻微的头部外伤、体质变化和感染因素都可引起儿童明显的听力损失,因此预防措施非常重要。提前告诉家长,孩子的听力可能会因为某些因素而发生突然变化,家长可以提早采取预防措施,避免听力的进一步损伤。

曾有学者尝试过手术方法改变内耳结构,从而防止听力下降,但结果并不理想。不过人工耳蜗植入对大前庭水管综合征导致的重度听力损失有很大帮助,术后效果比较理想。此手术虽然不能根治患者本身缺陷,但可以补偿听力。

最后,针对此病提出几点建议:

(1)突然出现听力下降时,应积极选用合理的药物进行治疗。

(2)治疗无效时宜选配合适的助听器。

(3)在语言形成的关键期,尽量保护残余听力,帮助患儿发挥一个良好的听觉和语言能力。

(4)尽量避免对抗性的体育活动,保护头部,避免外伤。

(5)生育二孩的遗传咨询:对于已生育了大前庭水管综合征的家庭,如果希望再次妊娠,建议妊娠前夫妻双方进行耳聋基因筛查,对听力损失再发风险进行评估。对于基因结果显示夫妻双方都携带 *SLC26A4* 基因突变的夫妇,孕育二孩的听力损失再发风险相对较高。建议可采取产前诊断方法，或选择胚胎植入前遗传学诊断（preimplantation genetic diagnosis，PGD）辅助生殖技术进行主动性防控。

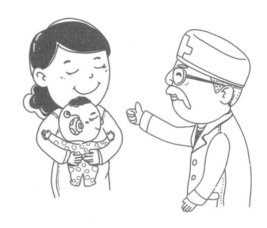

四 听神经病

242. 什么是听神经病？

听神经病（auditory neuropathy，AN）是一种特殊的听觉功能障碍性疾病，描述的是内毛细胞、突触、螺旋神经节神经元和 / 或听神经本身功能不良所致的听觉信息处理障碍。临床主要表现为患者可以听到声音却不能理解其语义，患者的听觉时域处理功能下降，言语识别率与纯音听阈不成比例的下降。临床听力学检查可表现为耳声发射（otoacoustic emission，OAE）和 / 或耳蜗微音器电位（cochlear microphonic，CM）可引出、听性脑干反应（auditory brainstem response，ABR）严重异常，纯音听力测试表现多样，以低频受损为主，主要累及 125～1 000Hz，多表现为轻、中度听力损失,言语识别率与纯音听力不成比例,同时多可伴有中枢或周围神经病变。

243. 听神经病的病因是什么?

目前认为听神经病可能的病因有:遗传性疾病、感染性疾病、毒性物质代谢性疾病、缺氧、新生儿高胆红素血症、中毒性代谢性疾病等。研究发现,听神经病病因中,环境因素占 58%,而遗传因素占 42%。随着分子遗传学技术的发展,越来越多的听神经病相关基因被发现,如 *AIFM1*、*OTOF*、*PJVK*、*DIAPH3*、*MPZ*、*OPA1*、*WFS1* 和 *TMEM126A* 等基因。这些听神经病相关基因的研究有助于进一步明确听神经病的病因和发病机制,并为今后听神经病的产前诊断、遗传咨询及治疗提供理论依据。

部分听神经病患者在听力损失若干年后(平均 10 年)常常出现外周神经病表现,病因尚在探讨之中。由于缺乏相应部位的病理活检,故对听神经病的病理改变知之甚少。

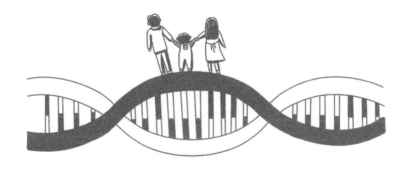

244. 听神经病是如何命名的?

关于听神经病的命名经历几个不同的认识阶段。1992 年我国学者顾瑞将其称为"中枢性低频感音神经性听力减退"。1993 年 Berlin 等提出了"Ⅰ型传入神经元病"的概念。1996 年 Starr 首次将其命名为听神经病,目前多被采用。日本的 Kaga 于 1996 年发表文章报道了"听神经疾病(auditory nerve disease)"的临床表现。1998 年,Berlin 提出了"听同步不良(auditory dys-synchrony, AD)"的观点。1999 年,Hood 指出:听神经病有多种病因,准确地说是"听神经病症候群(auditory neuropathies)"。2003 年,Berlin 提出用"听神经同步不良(auditory neuropathy dys-synchrony)"更为合适。2004 年,英国听神经病指南采用了术语"听神经病 / 听神经同步不良(auditory neuropathy/ auditory dys-synchrony, AN/AD)"。2007 年,中华医学会耳鼻咽喉头颈外科分会在广州的专家共识论坛上,建议在中文诊断中应用"听神经病"命名,便于临床诊断和患者的理解。2008 年,意大利科莫举行的国际新生儿听力筛查会议上又称之为"听神经病谱系障碍(auditory neuropathy spectrum disorder, ANSD)"。2013 年和 2019 年,由英国更新的"婴幼儿听神经病谱系障碍诊断和处理指南"沿用"听神经病谱系障碍"这一定义,主要制定了针对婴幼儿的听神经病诊断与干预指南。2015 年,Rance 和 Starr 等发表文章认为,"谱系障碍"常被用于描述一些病因不明,缺乏客观评价的疾病,如孤独症等,但听神经病的病因已逐渐清晰和明确,不适宜用"谱系障碍"诊断该病,建议仍沿用"听神经病"

的临床诊断。近四年由解放军总医院主办的听神经病进展与指南国际高峰论坛，邀请了来自十余个国家近 200 名专家学者共同讨论，本文执笔专家认为临床上应用"听神经病"这一诊断名词，有助于对患者疾病诊断的一致性，便于患者对该疾病的认识和理解，也适用于临床分型诊断和诊治指南的制定与实施，推荐应用此诊断名词，即听神经病。

在听神经病的认识和发展中，根据不同的临床伴随症状也延伸出"婴幼儿听神经病""温度敏感听神经病""获得性听神经病""听突触病""迟发性听神经病"以及"遗传性听神经病""遗传性听突触病""综合征型听神经病""非综合征型隐性遗传性听神经病""非综合征型显性遗传性听神经病""非综合征型 X 连锁遗传性听神经病"等不同的诊断名词。

245. 听神经病的病变部位在哪里？

已有大量研究推测听神经病的病变可能位于听觉传导通路上的不同环节及其组合，包括**内毛细胞突触前、内毛细胞突触、传入纤维、螺旋神经节、听神经、甚至脑干等高位听中枢**。然而，现有的检查手段尚不能实现精准定位。

近年来随着遗传性听神经病的发现和报道逐渐增多，以及遗传家系的定位和致病基因的鉴定、候选基因筛查和相关基因功能研究的开展，遗传因素在听神经病的发生发展中发挥的作用越来越显著。以内毛细胞、突触和听神经为中心轴的听觉信息传导通路上的分子缺陷、蛋白功能表达异常已经逐渐成为某些类型听神经病发生发展的重要分子生物学证据。

这些基因特异性的表达作用于由毛细胞 - 突触 - 听

神经－听觉中枢构成的听觉传导通路的不同部位,吻合了此前关于听神经病病变部位的推测,从而形成了对听神经病进行定位分型的理论依据。

听神经病按病变部位进行可分为:

- 内毛细胞型(突触前型):累及内毛细胞本身的突触前病变;

- 突触型:累及内毛细胞带状突触的突触前病变;

- 树突型(突触后型):累及无髓鞘听神经树突的突触后病变;

- 节细胞型(突触后型):累及螺旋神经节细胞的突触后病变;

- 轴突型(听神经型):累及有髓鞘神经轴突的突触后听神经病变。

对听神经病进行定位分型,可以帮助临床医师对该疾病进行精准化的认识,有利于对听神经病患者进行个性化治疗和有效的干预。

246. 听神经病的诊断标准是什么?

临床上听神经病的诊断基于临床听力学的检查以及翔实的病史询问和婴幼儿的生长发育状况。系统的听力学检查包括:

(1)耳声发射检查和／或耳蜗微音器电位:OAE 多表现为正常或轻度改变,对侧加白噪声无抑制效应,由于耳声发射的结果易受中耳功能状态及听力损失的影响,因此建议结合 CM 测试进行验证来评估外毛细胞的功能。

（2）ABR 检查：表现为波形分化差、不能识别或各波全部引不出反应。

（3）CM 检查：AN 患儿通过 ABR 或耳蜗电图测试，可从波形中得到清晰的 CM 波。

（4）纯音测听或行为测听：典型者表现为低频听力损失为主、上升型听力曲线；也可表现为轻度、中度到重度等不同程度的听力损失。

（5）声导抗测试：鼓室图为 A 型，镫骨肌反射引不出反应或阈值升高，需要注意的是，鼓室图测试通常采用 226Hz 的探测音，但 6 月龄以下的婴幼儿应使用 1 000Hz 的探测音进行测试。

（6）言语测听：言语识别率差，言语识别阈值与纯音听阈不成比例。

（7）多频稳态诱发电位（auditory steady-state response，ASSR）检查：反应阈值与纯音听力不成比例，婴幼儿患者虽然 ABR 引不出反应，但仍可引出 ASSR 反应，与同样 ABR 引不出反应的极重度感音神经性听力损失患儿相比，其 ASSR 反应阈明显低于极重度感音神经性听力损失患儿。

（8）40Hz 听觉相关电位（40Hz auditory event related potential，AERP）检查：引不出或可以引出、但波形分化差。

（9）长潜伏期反应：AN 患者与正常人相比失匹配负反应（mismatch negativity, MMN）潜伏期显著延长，而 MMN 潜伏期与言语识别能力呈部分负相关。关于长潜伏期的相关研究较少，并未在临床上普遍使用,目前仍处于科研阶段。

对新生儿和小月龄婴儿需要严格控制测试条件。对
不足 36 周龄患儿的测试结果,最好在数周或数月
后重复测试,以确保结果可靠。有文献报道,部分婴
儿可表现为"短暂性"听神经病。鉴于听神经病特
殊的听力学表现,新生儿听力筛查应联合使用 OAE
和 ABR 检测。OAE 能客观评价外毛细胞功能,而
ABR 则是有效评估传入听觉通路功能的手段。有研
究证实在新生儿听力筛查中如果只用 OAE,将会有
11% 的患儿漏诊。

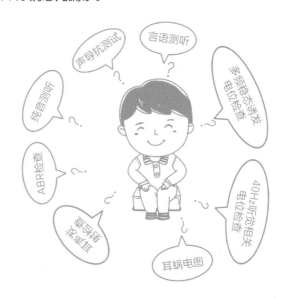

247.听神经病的发病率有多少?

目前研究表明,听神经病发病率并不像想象的那样
低。听神经病在高危婴幼儿中的发病率约为 0.23%。
在各种原因所致的 ABR 异常的听力损失儿童中的发
病率则高达 11%。听神经病发病率无性别差异。发
病年龄多自幼年或青春期起病,可见于婴幼儿,有报
道本病在出生后 1 个月就已出现的病例。听神经病

只是一个功能性诊断，迄今尚未确定其病因。由于听神经病多于婴幼儿和青少年期起病，故患者新生儿期及婴幼儿期曾出现的疾病应引起人们的高度重视。

248. 听神经病如何治疗及干预？

成人及婴幼儿听神经病的治疗康复及干预原则有所不同。由于青少年及成人的言语发育已经完成，治疗上需要在动态的听力评估基础上，根据听力状况和言语辨别能力进行药物治疗（改善微循环、营养神经、代谢支持药物等）、选择性助听器验配（根据听力损失和病变部位）和人工耳蜗进行手术治疗。听神经病根据病变部位可分为两种类型：Ⅰ型，其病变在听神经；Ⅱ型，病变在内毛细胞、末梢树突及突触。目前研究发现，Ⅱ型听神经病患者比Ⅰ型听神经病患者的耳蜗植入后效果要理想的得多。在有遗传史的儿童中，伴有耳蜗内毛细胞表达基因——OTOF 基因突变的患者，人工耳蜗植入最为成功。因此，听神经病患者的基因筛查对个性化治疗方案的制订和选择具有重要的意义。此外，婴幼儿听神经病的治疗康复及干预还取决于婴幼儿动态听阈评估得出的结果和结论。患有 AN 的孩子有发生交流困难和言语障碍的高风险，因此需要建立一个持续的听力监测和发展交流能力的评估康复计划。

五 与新生儿听力损失相关的高危因素

249. 什么是TORCH筛查？

TORCH（toxoplasma,rubella virus,cytomegalo virus,herpes simplex virus）是指可导致先天性宫内感染及围生期感染而引起围产儿畸形的病原体，它是一组病原微生物的英文名称缩写，其中 TO（toxopasma,TOX）是 弓 形 虫,R（rubella virus, RV）是风疹病毒,C（cytomegalo virus,CMV）是巨细胞病毒,H（herpes simplex virus,HSV）即是单纯疱疹病毒。这些病原微生物均可造成孕母宫内感染，并且，这些病毒可通过胎盘或产道传播感染胎儿，引起早产、流产、死胎或畸形等。

(1)风疹病毒感染：最常见的妊娠期感染性致聋因素之一。在妊娠期前 3 个月内母体感染风疹后，可引起胎儿发生先天性耳畸形，导致听力损失，发生率在 50% 左右。风疹感染时母亲多无典型症状，但新生儿可出现风疹综合征，包括心脏病、白内障和智力缺陷等。

(2)弓形虫感染：这是一种弓形虫引起的全身性感染。后天性感染此病症状多不典型，但先天性感染的病例常伴有严重的精神神经系统症状。如果妊娠期胎儿出现感染，可以出现早产、死胎等，存活者也会出现严重的先天畸形，如脑积水、脑内钙化灶以及智力低下等。

(3)梅毒螺旋体感染：Hutchinson 综合征（先天性梅毒角膜炎综合征，又名先天性梅毒三联征）。哈钦森牙，恒牙呈污灰色，牙间距增宽，上切牙狭小，边缘弓状，切缘中央凹入，下切牙呈楔形，中央凹切，第一磨牙发育不良，所有牙齿缺乏牙釉质，无光泽，双侧听力损失，听神经受损害，间质性角膜炎。

(4)单纯疱疹病毒性感染：单纯疱疹病毒性感染可引起感音神经性听力损失。成人可出现不同的感染症状，出现口腔黏膜或生殖器感染。儿童可表现为中枢神经系统损害，如小头畸形、脑内钙化灶及视网膜发育不全、小眼球等。

(5)巨细胞病毒感染：巨细胞病毒感染可引起感音神经性听力损失，出现听力损失者占感染病毒者的20%~65%。另外，感染者还可伴有小头畸形、肝脾大、黄疸、间质性肺炎等。一般孕妇很容易携带此种病毒，但大部分胎儿可抵抗此病毒，免于巨细胞病毒感染。

250. 巨细胞病毒感染可以损害听力吗？

大量流行病学的资料显示，在胎儿时期受到巨细胞病毒的感染可以导致死胎、新生儿听力损失、智力迟钝和多种畸形，因此巨细胞病毒感染是有可能损害听力的。在妊娠期间加强巨细胞病毒感染的检测，也是预防新生儿听力损失的重要措施之一。在大多数情况下，巨细胞病毒的感染处于无症状或者亚临床状态，不易引起人们的注意。我国对巨细胞病毒感染的研究工作尚有待深入，特别是对巨细胞病毒感染高危人群的监测和控制感染的对策还有待进一步完善。

新生儿听力与基因联合筛查330问

330 Questions for
Newborn Hearing Concurrent
Gene Screening

第三篇　新生儿听力损失及相关疾病

五　与新生儿听力损失相关的高危因素

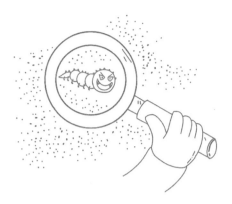

251. 巨细胞病毒感染有哪些症状?

由于病毒非常小,在光学显微镜下看不到,而大多数情况下,巨细胞病毒的感染处于无症状或者亚临床状态,所以巨细胞病毒感染在临床上很难判断,只能依靠实验室检查。

如果遇到以下几种情况,应该考虑到可能有巨细胞病毒的感染:

(1)新生儿有小头畸形、黄疸、肝脾大、紫癜等情况。

(2)单核细胞增多症。

(3)有免疫缺陷患者出现发热、肺炎及其他有关巨细胞病毒感染的症状。

252. 如何检测巨细胞病毒感染?

如果在1周龄新生儿的尿液中分离出巨细胞病毒,就可以高度怀疑为巨细胞病毒感染。如果在成年人的血清中查到巨细胞病毒的抗体IgG,则说明此人早已有巨细胞病毒的感染。

253. 如何预防和治疗孕母宫内感染?

(1)风疹病毒感染:感染风疹后,一般不需要特殊的治疗,风疹可在数日内自行消退。但如果风疹感染发生在早期妊娠,则应当终止妊娠。通常在儿童期、育龄期应给女童和育龄妇女注射风疹疫苗,避免妊娠期感染风疹。近年已经有对风疹免疫的方法。

(2)单纯疱疹病毒感染:主要是对症治疗,目前还没有临床可以使用的疫苗用于预防感染。

(3)巨细胞病毒和弓形体感染:目前尚无有效治疗和预防感染的方法。对于已感染的孕妇通常采取终止妊娠的方法,预防新生儿残疾的发生。

(4)梅毒感染:通过梅毒螺旋体血清检查,可协助诊断。因为对于严重感染的治疗效果有限,所以有关工作者应在妊娠前给予患者相应的医学指导,对于妊娠期感染者应终止妊娠。

254.耳毒性药物有哪些?

目前已知的耳毒性的药物有很多种,常见如下几类:

(1)抗生素类:氨基糖苷类抗生素如庆大霉素、链霉素、卡那霉素、新霉素、小诺米星等,大环内酯类抗生素如乳糖酸红霉素,其他抗生素如氯霉素、盐酸万古霉素等。

(2)抗肿瘤药物:顺铂、氮芥、博莱霉素等。

(3)解热镇痛抗炎药:阿司匹林、吲哚美辛等。

(4)抗疟药:氯喹、奎宁等。

(5)利尿剂:呋塞米、依他尼酸等。

临床上最常见的是由于使用了氨基糖苷类抗生素而导致的药物性听力损失。

255.中毒性听力损失的表现是什么?

中毒性听力损失被破坏的不是外耳和中耳的声音传导系统(不是传导性听力损失),而是感知声音最重要又最脆弱的部位,即耳蜗毛细胞及前庭器官。毛细胞是听觉神经的末梢感受器,正常情况下毛细胞把声能转化成生物电冲动传给听觉神经输入大脑中枢,人才能听到外界的各种声音。中毒性听力损失常发生在用药期间,也可以在停药后发生,并且听力在几个月甚至1年之中呈渐进性下降。听力损失多为双侧对称性,患者常常有低声听不到,大声又嫌吵的表现。肾功能不佳者,也可能出现用药后听力骤降。患者除听力损失以外,还常常有双侧耳鸣、耳闷、眩晕、平衡失调,以及食欲缺乏、口渴、面部及手足麻木感等。实际上,即使同是药物中毒,所出现的症状也不一样,如硫酸链霉素中毒主要表现为平衡失调、眩晕,双氢链霉素中毒主要出现耳鸣和听力损失。在日常生活中,一旦因药物出现上述症状,应立即停药,并到医院就诊进行听力、前庭功能等相关方面的检查。

由于这种听力损失属于"感音神经性听力损失",若在婴幼儿言语发育前发生,听力损失常不易被家长识别,因为药物性听力损失不痛不痒,外耳道既不红肿也不流脓,孩子不哭不闹,反而变得安静。它具有很大的隐蔽性,孩子已经有严重听力损失了,家长还不知是何原因引起的。儿童药源性听力损失常为双侧性、永久性损害。特别是幼儿,由于不会诉说或表达不准确,待家长发现时,语言发育已经受到影响。听力损失较重的患儿,因在言语发育期不仅致聋而且致哑,贻误了治疗时机。

256. 如何预防氨基糖苷类抗生素药物中毒性听力损失?

目前,氨基糖苷类抗生素在临床上还是一种对抗感染的有效药物,特别是在治疗革兰氏阴性杆菌的感染中,因此,这种药物在临床上还不能完全弃之不用。由于这种药物引起的听力损失早期症状不明显,因此加强医学监护是发现早期耳毒性听力损失、预防听力

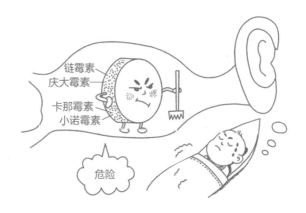

损失的重要手段。在使用这种药物时，应该严格掌握适应证，慎重选用，尽量选择临床副作用小，抗菌效果好的药物。要仔细询问病史和家族史、用药史。如果在家族中（特别是母系成员）有因为使用氨基糖苷类抗生素而导致听觉功能障碍的情况，或者肾功能有障碍的患者，应该禁用此种药物。由于婴幼儿及孕妇对耳毒性药物很敏感，也应该禁用，必须使用时也得很慎重。耳毒性多发生在剂量过大，使用时间过长的情况下，因此要严格控制使用时间和剂量。也有部分患者与用药剂量无关，有耳毒性药物易感基因的携带者，即基因检测结果提示线粒体突变（*MT-RNR1*）的患者，应尽量避免使用耳毒性药物，常见位点包括：12S rRNA 1555A>G 和 12S rRNA 1494C>T。科学合理地用药，可以预防线粒体突变相关药物性听力损失的发生。除此之外，在联合使用或者先后使用耳毒性的药物时，由于药物间有相互作用，常常使耳毒性加重，更应注意。

在以下几种情况时，宝宝处于耳毒性高危险状态：

（1）每天用药或者每次用药剂量比较大。

（2）在发热、脱水或者败血症时，血药浓度升高时。

（3）暴露于高强度的噪声环境。

（4）曾经有听力下降病史的患儿。

（5）耳部有感染或者其他引起听力下降的疾病的患儿。

257. 宝宝的病情必须使用氨基糖苷类抗生素的，需要注意什么？

需要特别说明的是，某些特殊情况下，如严重感染危及生命，细菌培养及药敏检测提示氨基糖苷类药物是唯一敏感抗生素时，即便用药后会有发生听力损失的风险，还是要以抢救生命为第一要素。在临床使用氨基糖苷类抗生素时，要定期监测血中药物浓度水平、血肌酐清除率和患者的听力变化情况，一旦发现患者有听力减退，应立即停用这种药物。用 8 000Hz 以上的高频率纯音测听有助于早期发现听力变化，如果这时停药，对保留 8 000Hz 以下的语言频率的听力还为时未晚。除此之外，定期监测前庭功能也有助于早期发现药物性耳中毒。

258. 宝宝是药物性聋基因突变携带者，能打预防针吗？

目前一些防疫部门或宝宝的家长们，不敢给携带线粒体突变的宝宝打防疫针。疫苗中含有极微量的氨基糖苷类抗生素，但只是正常剂量的约百万分之一，这种剂量氨基糖苷类抗生素尚不足以引起药物性听力损失。若因不接种疫苗而发生相关传染性疾病，危害比听力损失更为严重，因此权衡利弊推荐按时接种疫苗，可以定期观测宝宝的听力变化。

259．什么是新生儿黄疸?

新生儿由于胆红素生成较多,运输胆红素的能力不足,肝脏酶系统的发育尚未完善及肠肝循环的特性,再加上新生儿摄取、结合、排泄胆红素的能力仅为成人的 1%~2%,因此极易出现黄疸。

新生儿黄疸是因胆红素(大部分为非结合胆红素)在体内积聚而引起,其原因复杂,有生理性和病理性之分;部分病理性黄疸可致中枢神经系统受损,产生胆红素脑病,故应加强对新生儿黄疸的临床观察,尽快找出原因,及时治疗。

260．新生儿黄疸的发病机制是什么?

新生儿黄疸的发病机制有:

(1)红细胞破坏增多。过多的红细胞被破坏,致使胆红素产生增多。

(2)肝细胞受体蛋白质缺少。胆红素进入肝脏后,被肝细胞的 Y 或 Z 两种受体蛋白结合,运载至细胞的光面内质网,形成水溶性的结合胆红素。而新生儿出生时 Y 蛋白的含量极少,Z 蛋白的作用又不太强,故肝细胞摄取未结合胆红素的能力不足,累计起来发生黄疸。

(3)肝酶活性低下。新生儿肝酶活力低,葡萄糖醛酰转移酶含量少,因此,未结合胆红素不能有效地转变为结合胆红素并从肝脏清除,遂致滞留性黄疸。

(4)结合胆红素的排泄缺陷。当胆红素产生过多时或其他阴离子增加都会引起肝细胞对其排泄胆汁出现暂时性障碍,而发生肝内胆汁淤积。

(5)结合胆红素经胆管系统向十二指肠引流不畅,容易出现结合胆红素潴留增高。

(6)新生儿早期肠道缺乏细菌,故当结合胆红素通过胆汁排至肠道时,形成尿胆原较少,且被肠黏膜所含高度活性的 β 葡萄糖醛酸苷酶所水解,脱去葡萄糖醛酸基,又成为未结合胆红素。脂溶性未结合胆红素易被肠道再吸收而到达肝脏和体循环。如有胎粪排空延迟,更可增加胆红素的重吸收,加重黄疸。

261. 新生儿黄疸的治疗方法有哪些?

新生儿黄疸除少数先天性胆管闭锁者需外科手术外,绝大多数可以治疗。

(1)蓝光疗法:蓝光治疗高未结合胆红素症,疗效显著,方法简便,不良反应少,现已普遍采用。光疗时间长短要根据病因及黄疸程度、血清胆红素高低来决定。

(2)阻止肠内胆红素的再吸收:提前喂奶,及时建立肠道菌群,分解肠内胆红素为尿胆原,尽快排除胎粪,可减少肠内胆红素,防止其再吸收,从而减轻黄疸的程度。亦可给活性炭,以减少肠壁再吸收未结合胆红素。

(3)酶诱导疗法:用苯巴比妥诱导肝细胞的微粒体提高活动,转化未结合胆红素为结合胆红素。

(4)白蛋白疗法:白蛋白疗法可减少游离的未结合胆红素,可使血清中游离的未结合胆红素附着于白蛋白,从而减少未结合胆红素与脑细胞结合的机会,降低核黄疸的发生率。

(5)抑制溶血过程: 大剂量丙种球蛋白一般用于重症溶血病早期。

(6)肾上腺皮质激素(泼尼松、氢化可的松、地塞米松): 其主要作用是活跃肝细胞酶系统,加强葡萄糖醛酸与胆红素结合的能力。

(7)换血疗法: 适用于新生儿溶血病的治疗。本治疗方法主要由于母婴间血型不合而产生同族血型免疫反应的遗传性疾病。

262.新生儿黄疸对听力有损伤吗?

新生儿在生后 2~3 天可能出现正常的黄疸,一般足月新生儿在生后 7~10 天消退,早产儿可能持续到生后 1 个月消退。如儿童情况良好,不需要特殊治疗,对听力无损伤。如果出现病理性黄疸,即黄疸出现时间早、消退时间过晚,黄疸程度严重或消退后又再次出现时,应当予以积极的治疗。可采用换血、光照疗法、输入白蛋白、激素等多种治疗手段,积极预防胆红素脑病的发生,避免神经系统损伤。

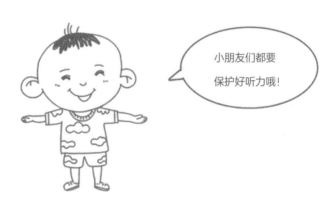

小朋友们都要保护好听力哦!

新生儿听力与
基因联合筛查
330问

330 Questions for
Newborn Hearing
Concurrent Gene
Screening

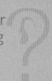

第四篇)))

听力损失干预及
助听器与人工耳蜗专题

一 概述

263. 听力师应该如何对听力损失孩子的父母进行宣教工作?

由于患儿的父母绝大多数都是非专业人员,对听力方面的知识知之甚少,得知自己的孩子有听力损失,心情会变得沮丧、焦虑,容易出现抱怨、情绪失控等情况。因此听力师要耐心地向患儿的父母解释如下内容:

(1)各种听力学检查结果的意义,例如孩子能够听到什么,听不到什么。

(2)您的孩子属于什么类型的听力损失,这些类型意味着什么,是否可以通过临床治疗得到改善。

(3)针对孩子的听力损失,都有哪些康复教育计划可以实施;指导父母参与一些康复教育计划的制订,以便他们决定选择进行哪一种康复教育计划。

(4)听力师要注意使用保护性的语言,对患儿的父母给予心理上的支持,并帮助他们树立信心。

264. 听力损失儿童为什么必须实施早期干预,其意义是什么?

要达到听力损失儿童康复的目标就必须抓住儿童语言发育的关键期,主要体现在以下的"三早",即早发现、早诊断、早干预(使用助听器或者植入人工耳蜗),随后才能及早地进行科学系统的听力语言康复。所以说,"三早"是听力损失儿童康复成功的关键。

早期听力语言康复是有组织、有目的地在日常环境中提供声音及言语刺激、开展康复训练的活动。它用于发育滞后或可能滞后于正常儿童的听力损失儿童身上,主要是3岁以前的儿童。听力损失儿童早期康复是通过康复训练使听力损失儿童学会聆听、获得语言，待他们长至学龄阶段可以更好地接受特殊教育或正常儿童的教育。

随着听力学和生理学诊断技术的不断提高，对 0~3 月龄听力损失婴幼儿的早期诊断已成为可能。助听技术的不断完善，对 1 岁以内听力损失婴幼儿实行早期干预也已成为可能。许多研究表明，早期听觉刺激在大脑的听觉语言中枢发育过程中具有关键性作用，及时、有效的早期强化训练能够明显改善其后的言语和认知发育。特别是在听力损失患儿出生之后的 6 个月之内进行干预，可使其获得与其发育年龄相当的言语能力。因此，对听力损失婴幼儿，如确诊为中、重度以上的永久性听力损失，应立即开始干预。

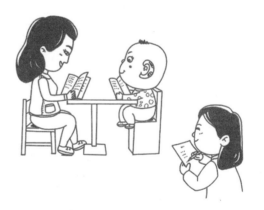

265. 新生儿听力损失干预措施都包括哪些内容？

广义地讲，从儿童的听力损失被筛查出来开始，干预措施应该包括诊断、鉴别诊断、治疗、听力补偿和康复训练；狭义地讲，干预就是给患者可引起神经兴奋的信号刺激，如配戴助听器就是一种干预，植入人工耳蜗也是干预，家长和周围的人以患儿可听到的声音说话、给予适当强度的声音刺激也是干预。因时、因地、因条件及时采取必要的措施,不能等到6个月后再干预,也不能因为没有钱买助听器就放弃干预。即使对于双亲都是聋哑人的听力损失儿童,教习手语也是一种语言输入方式,对于日后的听力语言康复也是有益的。同时,从事听力筛查和诊断的专业人员应给予家长必要的指导。

266. 婴幼儿听力损失干预有哪些具体方法?

婴幼儿听力损失干预包括以下方法:

(1)手术干预,如外、中耳听力重建术和人工耳蜗植入术。

(2)非手术干预,如声放大装置的选配等。

(3)言语－语言训练干预,在患儿配戴助听装置后,应在专业的语言训练机构进行听力－言语－语言康复训练。

(4)对家长的指导,患儿的听力监测及随访。

267. 婴幼儿听力损失干预应该遵循什么样的原则?

婴幼儿听力损失的干预应遵循以下原则:

(1)干预内容的选择。

(2)干预时机的选择。

(3)干预项目的力度。

(4)干预项目的运作模式,提倡婴幼儿直接的、亲自动手的学习模式。

(5)干预技巧的灵活性。

(6)干预过程中,要认识个体的差异。

(7)实施干预的中心环节以及成功的关键是患儿家庭参与的程度,提倡社会环境支持和家庭投入。

268. 对于听力损失婴幼儿，早期干预应该在什么时候？

鉴于听力损失儿童家长对于孩子存在听力损失这一现实有一个接受过程、现有儿童听力检测技术的局限性以及低龄儿童照护特点，我们推荐采用发达国家推行的"1-3-6 原则"。即如 1 月龄左右婴幼儿筛查发现存在听力损失，应该力争在 3 月龄时明确诊断，6 月龄之内配戴助听器（最迟也不要超过 8 月龄），尽量将听力损失造成的言语发展障碍减少到最低程度。

269. 对于不同听力损失婴幼儿应采取怎样的干预措施？

对于听力损失婴幼儿，根据患者听力情况进行不同的干预措施。

首先，对于患有分泌性中耳炎的患儿，进行定期随访，要求家长定期复查听力，根据听力情况给予观察或者一定的药物治疗。

其次，对于有轻度或者中度听力损失的患儿，除定期复查听力以外，要给孩子配戴助听器，使孩子的言语发育达到正常水平。

患者还必须注意耳毒性药物的使用，避免造成听力的进一步下降。

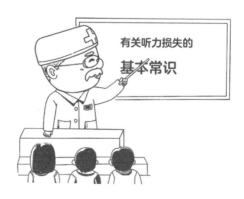

有关听力损失的
基本常识

另外,对于重度及极重度听力损失的患儿,当其达到一定月龄或体重时,及早给患者行人工耳蜗植入术,使其能回归主流社会。

一部分患儿为单侧听力损失,需要保护好健耳,避免头部外伤以及药物的不当使用而导致健耳听力损失。

二　助听器专题

270. 什么是听力补偿?

听力补偿是充分利用现有的残余听力,通过听觉康复装置的帮助使听力损失儿童实现听觉康复的一种手段。为已明确诊断的婴幼儿及早验配助听器或植入人工耳蜗是其听觉康复的基础。

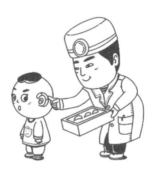

271. 听力干预应注意哪些问题?

在得知宝宝有听力损失后,应选择到专业机构寻求专业人员的帮助并及早进行干预,以保留患儿的残余听力,并使其残余听力不受损害:

(1)及早检查听力损失的病因,尽可能对症治疗。

(2)只要有残余听力,应尽早选配助听器,避免儿童因长时间未接受声刺激而使听感知被剥夺,进而影响听觉中枢功能的发育,耽误日后的人工耳蜗植入等干预效果。

（3）听力损失儿童应在专业助听器验配机构、由专业验配人员根据准确的听力结果选配合适的助听器，就像配眼镜前要检查视力一样，这样才能获得良好的听力放大。若不经过专业选配，随意在商店购买，不仅达不到听力补偿的效果，还有可能因声音输出过大而损害听力损失儿童的残余听力，或者无法获得足够的输出。

（4）助听器试配无效的患者，在经济条件允许的情况下应考虑植入人工耳蜗。

272．什么是助听器？

广义上讲，凡能有效地把声音传入内耳并被内耳的毛细胞接收的各种装置都可以称为助听器。狭义上讲，助听器就是一个电声放大器，通过它将声音放大使听力损失患者听到原来听不到的声音，这种装置就是助听器。

273．助听器的组成部件有哪些？

助听器是一种通过提高声强来改善听力的装置。它主要由以下 3 部分组成：传声器（将外界声音转换为电信号的装置，英文为 microphone，常被音译为麦克风）、放大器、受话器（将放大后的电信号再还原为声信号的装置，也被俗称为耳机）。另外还包括电池、开关、程序切换键。老式助听器上可能还有音量控制钮、频率或音调控制电位器等。

274．助听器是怎样工作的？

助听器并不能刺激听力损失者的自身听力恢复，它只是将声音放大到适应患者听觉的强度范围并送入耳道（骨导助听器则是送达内耳），帮助患者学会利用自己的残余听力来聆听。一旦听力损失者习惯了戴助听器后听到的声音，对声音的反应要比过去敏感。

助听器的麦克风（也叫传声器）收集声波，并将声波转变为电信号，通过机器内的放大线路将电信号放大，最后通过耳机（也叫受话器）进行电－声转换还原为较大的声音，之后把放大的声音经外耳道送至鼓膜，使听力损失者听到声音。

275. 助听器有哪些种类？

通常所说的助听器是指个人佩戴式气导型助听器，分为四类：盒式、眼镜式、耳背式及定制式。定制式又分为耳内式、耳道式与完全耳道式三种。此外还有骨导助听器，适用于不能佩戴气导助听器的患者。

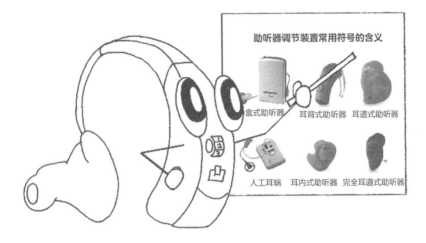

助听器调节装置常用符号的含义

盒式助听器　　耳背式助听器　　耳道式助听器

人工耳蜗　　耳内式助听器　　完全耳道式助听器

276. 耳背式助听器、盒式助听器、定制式助听器有什么区别，它们的优缺点有哪些？

（1）区别

与盒式助听器相比，耳背式助听器没有导线，且体积较小，容易隐蔽在头发里，更加美观；其麦克风位置在耳郭的上方，能减弱人体躯干对低频信号的遮挡，同时能避免盒式助听器佩于胸前、衣服摩擦带来的噪声。此外，通过对耳模声学参数的调整，可改变耳背式助听器的声学特性，使其具有更宽的频响；和定制式助听器相比，它可容纳更大的通气孔，使声学补偿更灵活。

定制式助听器:体积小,可以直接放置在耳甲腔甚至外耳道中,佩戴更加美观,声学效果更好,摘取方便,不容易受潮。

与定制式助听器相比,耳背式助听器功率较大,适合各种不同类型听力损失;耳背式助听器体积大,可以装得下一些体积稍大但性能优良的元器件及芯片以提高性能、增多功能,例如:电感线圈拾音、多麦克风实现声音的多重方向性接收等;电池、旋钮等较大容易操作;耐久性好,便于调节,易修理;儿童的外耳道处于生长期,不适合定制式助听器,用耳背式只需要换耳模,较为方便。

耳背式助听器的麦克风藏于助听器的耳钩位置,佩戴后位于耳郭上方。气温高或运动后,头上的汗易渗入麦克风及助听器外壳的拼接处,引起助听器受潮;开关和音量控制位于耳后,调节不便;对外观要求较高的患者,仍然会认为这种助听器比较显眼;麦克风与受话器之间的距离比盒式助听器更近,安装不当或增益过大时容易引起声反馈(表现为高频和啸叫声),所以功率较大的耳背式助听器多需要定制耳模;对于低频听力损失较轻的患者,如果通气孔开得过小,容易产生堵耳感,使患者感觉自己发声时似有回声样,听起来瓮声瓮气、沉闷而不自然,称为堵耳效应。堵耳效应常是低频听力正常者不愿佩戴助听器的主要原因。传统的解决方法是扩大耳模通气孔或使用开放性耳模,但容易引起声反馈、并改变了助听器的频率响应范围。

（2）优缺点

定制式助听器有下列优点：体积小，隐蔽性强：耳道式、耳内式助听器分别位于外耳道约 1/3 段和耳甲腔；而深耳道式助听器位于外耳道深部，隐蔽而不易被发现，可以满足患者的外观和心理需求。舒适性好：定制式助听器外形根据佩戴者的外耳道（耳内式还包括耳甲腔）的形状大小定制外壳，由于助听器外形与听力残疾人外耳道解剖结构相吻合，且体积小，与外耳道皮肤接触少，所以佩戴更舒适。损伤机会少：因助听器的位置深，受汗水、灰尘的影响小，受到意外损伤的机会更少。

277．儿童选配定制式助听器有哪些缺点？

（1）由于儿童的外耳道未发育定形，需定期更换外壳，因此不建议使用。

（2）传声器与受话器的位置比耳背式助听器更近，容易产生声反馈。

（3）对于儿童及双手欠灵活者来说，更换电池、调节音量还是不太方便。

（4）出声孔易被耵聍堵塞。若不注意清理和维护，受话器容易损坏。

（5）部分耳内式助听器可能会填满整个耳甲腔，有些患者会因为过多皮肤受封闭而感到不舒服。

（6）耳内式、耳道式助听器内部留置通气孔的空间更小，比起耳背式助听器的耳模，更容易产生堵耳效应。

（7）儿童喜欢跑跳，一旦定制式助听器从耳朵脱落，容易被踩踏。即使被旁人捡拾，也可能因为它外观不像一个工业制品而被丢弃。

278. 什么是骨导助听器?

骨导助听器的输出端是另一种传感器——骨振器,输出的是机械振动而不是空气传导的声波,直接刺激的是内耳中的听觉毛细胞。由于它的增益有限,适用于传导性听力损失及先天性外耳发育不全(如外耳道闭锁、耳部畸形)的听力障碍人群及某些因患外耳、中耳疾病(如化脓性中耳炎)而不适于佩戴气导助听器的患者。双侧感音神经性听力损失者选用骨导助听器的情况很少,且骨导助听器的声输出小、频率范围窄、失真多、佩戴不方便,舒适性差。

279. 助听器验配有哪些步骤?

目前数字信号处理的助听器(简称数字助听器)一统天下,多需要在计算机上运行软件、借助编程器来对助听器的参数进行验配。大致可分为以下几点:

(1)听力学资料录入:无论选择哪一种助听器,获得真实准确的听力学资料是验配助听器的基础,是计算助听器验配目标值的依据。首先录入患者姓名、性别、出生年龄、联系地址及电话、简单病历等一般资料,然后录入纯音听力图。

(2)编程:打开特定品牌的助听器编程软件,选择验配公式(例如对婴幼儿,推荐选择 DSL 公式),确定目标值。依据目标值调整音调、增益及声输出限制等声学参数相对应的调节键,确定声输出控制形式,最后将编好的程序写入助听器。

(3)听感知测试:对于有一定助听器配戴经验的听力损失者,可以依其对扬声器、音叉或发声玩具等发出的不同声响的主观感觉,对助听器的听感特性做出评价。也可由听力师或家长口头发出常用的 /a/、/i/、/u/、/sh/、/s/、/m/(称为 Ling 六音),判断对言语声的听感知效果。

(4)助听听阈测试:首先让听力损失者佩戴已编好程序的助听器,坐在声场指定位置听辨不同频率的测试音,确定助听听阈。测试音可依据被试者的不同情况选用啭音、窄带噪声或滤波复合音。如果双耳选配助听器,还可进行左耳、右耳响度平衡测试。依据测试结果对助听器进一步微调,或对耳模声学特性做进一步的修改,使其达到理想的助听效果。

(5)听觉功能评估:分别在安静环境中和特定的背景声中,针对不同年龄儿童的语言认知水平,选用适宜的言语测试工具,对比助听前后言语识别得分的差异,评估助听后言语识别能力的改善程度。

280. 助听器选配时的转诊指标有哪些?

作为选配人员,遇到以下情况必须停止向患者推荐助听器,并应立即介绍到临床医师处就医:

(1)短期内发生的听力损失(发生在半年以内)。

(2)快速进行性的听力下降。

(3)耳痛。

(4)最近发生的或仅一侧的耳鸣。

(5)不明原因的单侧或双侧明显不对称的听力损失。

(6)伴有眩晕者。

(7)伴有头痛者。

(8)任何原因的传导性听力损失。

(9)外耳、中耳炎症,无论有无溢液(流水或流脓)。

(10)外耳道有耵聍(超过25%的外耳道空间)或异物。

（11）外耳畸形（如外耳道闭锁、小耳畸形等）。

以上患者在治疗以后是否应当选配助听器，取决于其医学诊断、治疗效果、医生的建议和患者的愿望。

281. 双耳听觉的优势有哪些?

双耳静噪效应:静噪效应提高了信噪比。当双耳听力敏感度相同时，背景噪声就不容易掩蔽言语声；但双耳听觉不平衡时，静噪效应就不起作用。静噪效应可以使患者依靠双耳听觉在噪声信号额外提高几分贝时仍然能够从噪声中辨识语意，而单耳聆听则不行。

双耳融合作用:指双耳对类似（但不是同样的）声信号的综合作用。如一耳先听到一个低频音，另一耳稍迟又听到一个高频音，这时听到的是一高一低两个声音。若同时接收一高一低两个信号，则听到的是一个综合的声音。这就是融合作用。

双耳累加作用:与单耳听声相比，双耳同时听声比单耳听声达到相同响度级所需的刺激强度降低 5 ~ 10dB。双耳的听阈也比单耳测听时改善 3dB 左右。

声源定位作用:人类通过比较双耳间声音到达的时间差和响度差，来确定声源的方位。定位作用依赖于双耳对前后左右声源的强度、时间、相位和频率差的辨

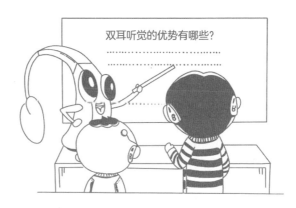

双耳听觉的优势有哪些?

别能力。单耳对左右声源没有定位作用,单侧听力损失或不对称性听力损失患者用听力较好耳听声时,声源好像来自听耳一侧,而来自另一侧的声音则感觉很远,或感觉在健侧(实际是来自患侧)。脑干或中脑损伤时定位作用也会减弱或丧失,但依赖声音的强度差可以判定前后声源方向。

282. 双耳配戴助听器的益处是什么?

(1)提高聆听能力:使您轻松聆听,有效提高言语识别能力。能在一定程度上提高嘈杂环境中的信噪比,助您更容易理解别人的谈话,降低进一步"听力损失"的危害,让您轻松获得更完美、舒适、动听的声音。

(2)辨别声音来源、提高声源定位能力:为什么人有两只耳朵? 因为大脑需要从两只耳朵输入的信息来判断声音来的方向。例如:汽车喇叭响了,在极短的时间里,大脑将把两个耳朵接收到的信息按照声波的强度、到达耳朵的时间进行比较,立刻就可以判断汽车的方位,以及它离人的距离,这个过程叫作"声源定位"。我们可以判断声音位置是因为我们双耳间的生理距离。例如:汽车在您的左边,喇叭声到达您左耳的时间比到达右耳的要短一些,能量也大一些。这就是为什么您可以立即判断出汽车正从左边快速靠近。这种天然的双耳优势可以让您每天都可以安全而舒适地生活。

(3)在嘈杂的环境中自如聆听:嘈杂的背景噪声让您很难跟上别人说话。对于那些双耳听力不对称的人来说,要立即将声音从背景噪声中区分开来就更困难了。大脑需要从双耳的输入来有效区分出目标语音,这也被称为鸡尾酒会效应。

一种典型的嘈杂情况： 想象一种日常情况，比如在饭桌上交谈。您想和旁边的人交谈，但是餐桌上的其他人也在三三两两地说话。这时候多人交谈的嘈杂背景噪声不仅让您听不清旁边人的谈话，更使您听不明白其他人还在说什么。您试图通过调大助听器的音量来弥补，但这样只会更糟，所有的声音都被放大了，而不是语音变得更清楚；这下您又不得不把声音调小，然后让旁边的人提高嗓门或者凑得更近来交谈。

双耳对噪声的抑制： 如果您双耳都有听力损失，而您只配戴了一个助听器，那么您在嘈杂的环境中就会明显感觉到听不清，如同听力正常的人在同样的环境中用一只手把耳朵堵上一样（您可以请您的家人在嘈杂环境中做一个这样的小试验，切身体会一下您的聆听感觉）。

(4)提高声音响度： 相对于单耳配戴，双耳配戴又使您的实际收听效果增加约 6dB 的增益。也就是说能够使您听得很轻松并且可以提高语言的理解能力，减少助听器出现声反馈（啸叫）的可能性。

(5)消除头影效应： 如果声音来自头颅的某一侧（比如是左侧），可不受阻碍地传至左耳，但头颅对声音到右耳的传播会有阻隔和衰减作用，尤其是波长明显短于头颅尺寸的高频声波，借助光学的概念，就仿佛形成了一个影子，所以这种现象也被称为头影效应。假如双侧听力损失而患者只是单耳配戴了助听器，而有人在他未配戴助听器的一侧耳说话，由于受到头影效应的阻隔和衰减（对于 1 500Hz 以上高频声，衰减可高达 10~16dB），配戴了助听器一侧的耳仍然听不见语音，这对于正式会谈、礼仪交往中的言语理解造成很大困扰。而双耳选配助听器，可以大致解决头影效应，克服头影效应带来的衰减。您无须再担心正式场合下听不见一侧语音的尴尬，不需要再来回转头，就可以轻松聆听。

双耳选配助听器可以减少进一步听觉剥夺的风险。符合双耳选配的条件却只选配了一个助听器，从听力学角度来讲，可看作"废置耳"，即浪费了一只耳的听力。如果这只尚有残余听力的耳长时间废置不用，缺少声音的刺激，就会导致一侧听神经传导通路的功能退化，进而失去声音处理能力。所以越早双耳配戴助听器，发生听觉剥夺的可能性就会越小。

总之，双耳配戴助听器，可以充分发挥大脑听觉中枢神经系统中的双耳听觉功能，有助于在嘈杂的噪声环境中提高言语分辨率，有效判断声音方位，克服头影效应带来的尴尬，让您在社会交往中听得更清晰。再加上双耳配戴助听器的响度加合效应，可有效减低约 5dB 增益，而也能达到单耳助听器的相同效果，这不仅可以保护您的残余听力，更重要的是，由于双耳助听器各自的增益减小，背景噪声也将不再困扰您，而恼人的啸叫声也远离您了！

283. 双耳选配的禁忌证有哪些？

（1）退化作用：若双耳言语辨别得分差别很大，应防止对差耳一侧的放大使得好耳一侧的听力变差。这是由于对病变严重的耳蜗进行声音放大可能使得来自好耳的信号在听觉通路传输过程中失真。

（2）融合或整合作用：中枢听觉功能减退的患者，双耳听觉可能不如单独一侧听声。有些患者可能就是由于长期不用双耳听声而导致功能退化，这就可能需要较长的适应期才能确定是否适合双耳选配助听器。

（3）动态范围：当一侧动态范围很窄时，可能只能选配动态范围较宽的一侧。

（4）复听：双耳复听意味着双耳交替听取同一频率的纯音时，却感觉为不同的音高。此时双耳选配应慎重。

（5）不舒适阈：一侧不舒适阈很低时不宜双耳选配，该侧的动态范围也常常很窄。最好仅选配不舒适阈高和动态范围宽的一侧。

（6）心理因素：患者心理上可能拒绝接受两耳都塞有耳模。

（7）身体因素：因年老或疾病操作助听器不灵活。

284. 单耳选配的一般原则是什么？

如果一个人双耳听力都有损失，应尽可能地双耳选配以达到理想的康复效果。但若由于经济等方面的原因只能为单侧耳选配助听器时，就必须考虑哪侧耳选配会取得更好的效果。可参照以下原则来选配：

（1）听力图：判断损失程度和类型。

1）轻中度听力损失：选配较差耳，这样可以取得双耳更好的平衡，体现出双耳听力的优点。

2）较重度听力损失：选配较好耳，因为较好耳的言语分辨率也较好。

3）平坦型的听力图比陡降型的听力图，选配效果更好。

4）动态范围大的，选配效果更好。

5）传导性听力损失比感音神经性听力损失容易选配。

在决定选配哪侧耳前，还要考虑两耳的言语分辨率，一般选配言语分辨率好的一侧。

（2）耳鸣：如果一侧耳有耳鸣，戴助听器后可掩蔽耳鸣。

（3）个人习惯：如果以上因素在两耳差别不大时，就可以根据自己的优势手（如左利手）习惯、生活习惯、个人喜好、职业要求等来选择一侧耳选配。如出租车司机喜欢将助听器戴在离乘客近的一侧耳上（多是右耳）。

285. 怎样选择助听器？

助听器的选择应在专业助听器验配师的指导下完成。在选好助听器后，听力专业人员会根据你的听力情况，对助听器的各种性能参数进行调节，以适应你个人听力的需要。现代的助听器将复杂的声音处理技术融合在精巧的外壳中，不仅能较好地补偿患者听力损失，而且佩戴舒适。是选配单耳还是双耳助听器，可在听取专业人员的咨询意见后由患者决定。如果双耳都有听力损失，专业人员会建议选择双耳选配。一般来讲，双耳配戴能增强你的会话能力，帮助你在噪声环境中更好地理解，能使你听到更为自然、均衡、立体感的声音。

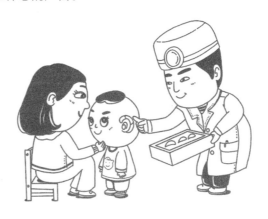

286. 模拟助听器调节装置常用符号的含义是什么？

这里的助听器指的是比较老旧的盒式与手动调节的耳背式助听器,所列字母符号往往刻印于机身之上或机盒之内。

- **AGC:** 生产商用来表述某一输出限制(自动增益控制)方式的启动阈值转动该旋钮可改变该阈值,有时更可细分为 AGC_i(输入自动增益控制)和 AGC_o(输出自动增益控制)。

- **G 或者 GAIN:** 用来表述增益调节装置。在被指定的旋钮附近(比如左右两侧)常有"+""−"号或者阿拉伯数字出现。"+"号表示增加增益,"−"表示减少增益,数字表示增加或减少增益数值(dB)的多少。

- **C 或者 CUT:** 常与 L、H 相伴出现。LC 或 L-CUT 表示低频削减,HC 或 H-CUT 表示高频削减。

- **F:** 个别生产商用来表述音调调节装置。在被指定的旋钮附近(比如左右两侧)常有 L 和(或)H 字母出现,L 表示低频,H 表示高频。

- **H 与 L:** 如上所述,H 与 L 分别代表高频和低频。有这两个字母同时出现时,其所标识的旋钮是音调调节旋钮。

- **N:** 除 H、L 外,第三个显示频率持征的符号,代表全频段或者"正常"(未经调节时)的频率状态。

- **M:** 表示麦克风,常在开关转换档上出现,代表以麦克风方式来接收音源。

- **T:** 表示感应线圈,代表以电感线圈耦合的方式来接收由特定无线电频率所传输的音源(如影剧院的聋人专座、电磁式话机的听筒等)。

- **MT:** 表示麦克风与电感线圈开关同时打开。

- **MPO:** 常见于日本产的各类助听器,表示最大声输出限制。

- **PC:** 表示最大声输出限制的另一种方式——非压缩形式的削峰。

- **SSPL:** 原意为饱和声输出或最大声输出,也被用来表示最大声输出限制。

- **OFF 与 ON:** 分别代表关机与开机状态。

287. 模拟助听器和数字助听器有什么区别?

(1)放大线路不同: 模拟助听器大多采用线性放大线路;而数字助听器则采用非线性放大线路,可以自动判定外界语音的声响情况,并根据用户听声的舒适度自动控制增益的高低,避免了重振患者使用模拟助听器时"小声听不到、大声受不了"的现象。

(2)噪声环境中的言语可懂度: 多数全数字助听器在噪声环境中可以自动识别特定频谱特征的噪声并进行有效衰减,重点突出言语频率的声音,从而有效提升用户的言语可懂度。

(3)设计补偿曲线: 数字助听器可以根据用户不同的听力损失情况以及声响感觉程度,自动设计不同的补偿曲线,最大限度地满足用户的听觉需求。

(4)分频放大及多程序控制: 数字助听器可以采用分频技术。多频段处理技术的应用,保证了患者进行听力补偿的精确性和舒适性。数字助听器可根据用户不同的使用环境,设置不同的聆听程序,比如安静环境、嘈杂环境、音乐环境、环路电感系统等。

(5)故障率很低: 数字助听器采用微型电脑芯片技术,可全自动地控制用户的听力补偿需求,最大限度地减少用户自我调控的微调开关,有效避免助听器故障的发生。

288. 数字助听器有哪几种?

数字助听器包括两类:数字可编程助听器和全数字助听器。

数字可编程助听器是数字电子技术与模拟放大电路的结合。助听器内有一个或多个数字芯片,可以存储患者的听力数据及助听器的各种性能参数。数字芯片类似于计算机的微处理器,可按照听力师预先编制好的程序,针对外界声输入信号的不同,动态分析处理并确定模拟放大电路的工作特性。它具有调节精细灵活、可设置多套程序以适用于多种声学环境等特点。

全数字助听器采用的是数字芯片,即使是对声信号的放大也是通过高度集成化的数码逻辑电路来实现的,电路的本底噪声低。能根据外界输入信号的不同确定不同的工作特性,以保证助听器的实际增益与处方公式推荐的目标增益高度吻合。此外,全数字助听器还可以将自身的频谱范围分成若干个频段,分别进行调节,以补偿使用者不同频段之不同的听力损失。全数字助听器还可以大致区分出语音与噪声,实现强化语音、降低噪声的作用,最大限度地满足使用者的实际需要。全数字助听器是集电子技术、微型计算机技术、听力学技术、语音处理技术为一体的高科技产品。全数字助听器的问世,使助听器进入了数字化、智能化时代。

289. 全数字助听器有哪些先进的功能?

全数字助听器与前两代助听器(模拟线路助听器、可编程助听器)最大的区别是在硬件上,即内置的数字芯片可以由计算机通过专门的软件程序进行控制和调节,它以数字信号处理器为核心,麦克风拾取的外界声音信号经"多通道 A/D 转换器"变为数字信号,尽可能地保留了外界声音的自然度。DSP 的强大功能,为全数字助听器带来高信噪比、随声音强弱和声学环境而自动地改变增益、自动地适应环境等传统模拟助听器无法实现的功能。

- 自动适应环境,有效降低噪声,提高言语的清晰度。

- 模仿人类正常耳蜗功能,提高了患者对不同声音响度的适应性,不论声音大小都能听到,患者却没有不适感。

- 再现自然声音,优化患者对自己声音的感受,提高声音的自然性、真实性和舒适性。

- 自动消除声反馈。应用数字反馈抑制技术,使助听器不会出现令人烦恼的声反馈(啸叫),这对提高患者的言语分辨能力有重要的作用。

- 引入计算机平台的概念,助听器的功能可以随助听器选配软件的升级而增强,可以不更换助听器而保持其功能的先进性。

290. 确认助听器功效时包括哪些内容?

婴幼儿配戴助听器后,要定期用行为测听法测定其助听后的听觉察觉阈,以判断助听效果。助听器功效的确认,尤其是其对听力损失儿童言语感知方面的益处,应该让婴幼儿在特定的听觉环境中加以检验。对长期功效的监测还应该包括对存在听力损失的婴幼儿的交往能力、社会的或情感的发育水平,以及随后的学业

发展水平进行持续的评价,以保证儿童获得的进步与
其补偿后的听觉言语能力相当。这些数据资料的获
得,依赖于包括家庭在内的个体化家庭服务计划的实
施及进行多学科的合作和评估。

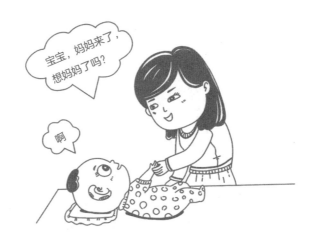

291. 助听器选配的效果与哪些因素有关?

有残余听力的听力损失者配戴助听器,可以在一定程
度上提高听觉言语交流能力,但还受到各种因素的制
约。不同的人使用助听器效果也不完全一样。大部
分患者初戴助听器都会不习惯,这是因为:

(1)刚使用助听器所听到的声音和原有听觉体验到
的声音存在差异,需要适应一个阶段。一般需要 1~3
个月的适应期。

(2)听力损失者配戴助听器前长期生活在非常安静的
环境中,一旦借助助听器听到了外界的各种声音,初
期会不适应,觉得杂乱而厌烦。因此配戴者必须再次
训练听觉中枢,不去理会那些不需要的背景声音。最
初阶段,需要有耐心,助听器的佩戴时间应慢慢加长,
音量一开始应调小些,待习惯后再逐渐加大。

（3）对有残余听力的听力损失儿童，应及早配戴助听器，尽早进行语言训练，使之聋而不哑。开始配戴助听器时的年龄越晚，听力损失儿童的听觉言语中枢被开发得越晚，可塑性就越差，听力言语康复的效果也必然越差。

292. 助听器的使用和日常维护注意事项？

众所周知，助听器是很精密的电子产品，其内部元件很小且很紧凑，相对其他家电产品来说比较容易产生故障。因此就必须仔细阅读使用说明书，在助听器的使用和保养上下功夫，给助听器提供良好的工作环境。婴幼儿配戴的主要是耳背式助听器，耳背式助听器配戴在耳后，通过耳模或耳塞将声音传递到耳内。汗水对耳背式助听器的电子元件损害较多，易使麦克风内部电容传感器的振膜受潮，日常维护必须注意：

（1）用柔软的干布或棉纸擦拭助听器，让耳后的皮肤、头发和助听器保持干净，没有汗水和灰尘。

（2）耳模要保持清洁。如有耳垢、污物和水珠堵住出声口、传声通道、通气孔时，必须清洗。清洗前将耳模从助听器上取下，用专用清洁工具和刷子清扫，再用温水与温和洗涤液冲洗干净。清洗后务必使耳模传声通道和通气孔内保持干燥，再与助听器配接。不要用75%乙醇溶液等消毒液清洗耳模，以防止乙醇与耳模产生化学作用而加速耳模材质的老化。如果耳模上的导声管老化变硬、发黄、开裂，则需要更换。

（3）每日睡觉前将助听器摘除后，取出电池，应放在干燥盒里除湿，以除去渗透到助听器中的潮气。

（4）小心操作开关、电位器，避免手上的污垢油泥沾染了这些部件。开关、电位器出现故障，会导致助听器接触不良、产生断断续续的杂音。

（5）如果较长时间不戴助听器，应将电池取出，因为电池漏液将严重损害助听器的机芯。

（6）洗澡、洗脸、下雨等不要戴助听器，将助听器存放在阴凉、干燥处，不要放在高温高湿的地方。

如果使用小心、保养得当，给助听器提供一个良好的工作环境，那么助听器必定会回报给你平稳的工作状态和较长的使用寿命。

293. 如何对助听器进行一些简单的保养？

（1）调节音调和增益。可以到助听器验配中心由专业人士进行调试。

（2）功率不够时，应更换大功率助听器。

（3）疏通堵塞。可直接把软耳塞取下用棉花签擦净。耳塞中有水汽，可把塑料导声管与牛角管间的接头拆开，再用干棉花搓成细条，从塑料引管一头穿进旋转几圈，即可把弯头处的水汽吸净。

（4）若未使用定制的耳模，而是以简易的软耳塞来替代耳模的功用，则应及时更换老化的软耳塞并注意耳塞的大小要合适。

（5）听力损失者应注意防治上呼吸道疾病。若出现单纯性鼓膜内陷，可以先清净鼻腔，再同时捏紧两鼻孔吸一大口气，闭紧嘴巴使劲憋气。这时会有空气经由咽鼓管进入中耳，当听到鼓膜隆起的声音就放松捏鼻子的手指，鼓膜即可恢复常态。

（6）适当透气。全天配戴助听器时，应每隔约 2 小时就把耳模或定制式助听器从耳道拔出数秒钟，让空气进入耳道。这样既可以保持鼓膜内外的正常压力，又可维护鼓膜的生理状态。

(7)购买优质电池。绝大多数的耳背式或定制式助听器都是采用锌–空气电池。它用一层胶贴封堵住电池正极一面的小孔,隔绝与空气的暴露。使用时揭开胶贴,电池内液与空气接触,就启动了电化学反应。购买电池时应首先检查电池的生产日期或保质期。有的电池存放时间虽短,但因存放环境过于干燥,也会使电池胶贴脱落,导致电池提前失效。这样的电池可从外观看出来:正负极间有斑渍(发生化学反应的痕迹);底面已凸出(优质正常的电池是平坦或稍内陷)。

294.刚配戴助听器的患者,应如何适应?

刚刚配戴助听器,即使是经过专业的验配,也会觉得有些不习惯。但经过一段时间的练习,便会运用自如。根据以下的康复计划,一般可能需要至少4周的时间,来适应周围的环境。基本原则是循序渐进:音量

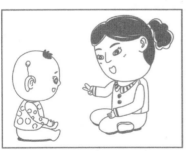

第1周

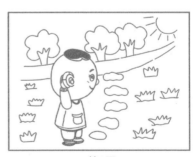

第2周

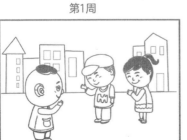

第3周

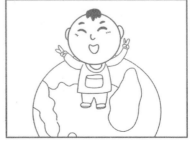

第4周

由小到大，最后定位在医生为您制订的音量。每天的使用时间由短到长，最后全天使用。使用环境由安静逐渐过渡到嘈杂，最后到随意使用。

第 1 周：仅在家里使用，而且每日只戴 1 ~ 2 个小时，来重新熟悉和分辨各种声音。与家人交谈时、在厨房做饭时、做其他家务时，即使有些话听不懂、有些声音变得杂乱，也不要紧，请坚持。但要注意，暂时先不要戴助听器看电视、听音乐。

第 2 周：可以戴上助听器在树林或邻近的公园里散步。在这种相对安静的户外环境中，您可能会发现一些令您振奋的声音或者您会觉得比以前听得更清楚。您可以每日戴 4~5 个小时来与家人交谈。

第 3 周：如果可能，可以到不太吵闹的公共场所，也可尝试与一些不太熟悉的人交谈。但如果有些话听不太懂，不要着急。不要企图通过开大音量来听清对方说话，这是无济于事的，只会更糟。最重要的是要锻炼在家中与家人对话，使其交谈更加自如，这会坚定您的信心。

第 4 周：如果前 3 周的训练进行得比较顺利，则您可以尝试做一切您想做的事，并再次体验这世界上的所有声音，您会发现很多乐趣。但您仍会觉得看电视及听音乐时不太理想，这是需要更长时间锻炼的。要知道，听力正常的人也会有很多台词听不清楚。

如果您觉得经过 4 周的训练，助听器的效果仍不理想，那么您可去听力中心约见医生，寻求帮助；同时还应延长训练的进程，直到 3 个月后。因为有些人的适应期要 3 个月或者更长时间。

295. 使用助听器的注意事项有哪些?

下面一些建议会帮助您更好地使用助听器:①在表面柔软的东西上(例如床、沙发、地毯)戴上或摘下助听器。②避免弄湿,在夏季潮湿的环境或淋雨、出汗时使用后,要擦拭干净后放入干燥盒中。下雨天没打伞时,应将耳背式助听器也摘下来。更不要戴着助听器就去淋浴洗脸。③助听器无声时,不要着急,首先检查电池是否有电,然后检查声音通道是否畅通,耳模连接管是否被耳垢、水珠堵塞。④如果助听器戴在耳朵上发出尖锐的啸叫声,不是助听器有故障,而是耳塞、耳模与外耳道封闭不严导致的"声反馈"现象,需要重新戴好耳塞、耳模,或再换一只合适的耳模。

296. 助听器有哪些新技术?

助听器技术近些年来发展很快,尤其在数字助听器问世后,新技术层出不穷,主要包括以下几个方面:

(1)信号压缩放大处理。

(2)方向性麦克风。

(3)根据声源的不同位置,自动切换方向性。

(4)智能化的声反馈抑制系统。

(5)降噪系统的反应速度可变。

(6)自动程序转换。

(7)对不同声学环境的自动识别和自主学习功能。

(8)助听增益可在验配后的几周到几月内渐渐提升,以帮助患者度过适应期。

(9)开放耳选配。

(10)受话器置于外耳道。

（11）反馈消除。

（12）自听优化缓解堵耳效应。

（13）数据分析系统。

（14）自动电感拾音。

（15）双耳无线互联及蓝牙传输。

三　人工耳蜗专题

297. 什么是人工耳蜗?

人工耳蜗,也被形象地称为"仿生耳""人工电子耳",是高科技的奇迹。当助听器效果不佳时,人工耳蜗为恢复听力提供了一种新的手段。传统助听器只是将声音单纯放大,依然要借助外耳、中耳及内耳的传送途径;而人工耳蜗可以绕过受损的耳蜗听觉毛细胞,将声音转化成电信号后,直接刺激听神经。

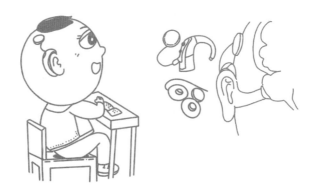

298. 人工耳蜗的工作原理是什么?

人工耳蜗的工作原理是:绕过了受损的内耳毛细胞,将声音直接传递到听神经。人工耳蜗由植入体和体外声音处理器组成。声音处理器将收集的声音转换成电信号,通过植入的电极以电刺激的方式传递到听神经,经过听觉传导通路,传送到听觉中枢,进而被大脑理解,这样听力损失者就可以听到声音了。

299. 人工耳蜗的体外部件的组成及功能是什么?

体外部件是由麦克风、声音处理器和头件组成。麦克风捕获外界环境声音并传至言语处理器;言语处理器将声音信息进行编码处理;通过头件的发射线圈将编码信息以射频频率,隔着头皮发送到耳后乳突皮下的植入体;头件和植入体的接收刺激器,通过磁铁隔着头皮而相互吸附。

300. 人工耳蜗植入体中的接收器刺激有什么作用?

植入体可以分成两部分:一个是外形类似葫芦的接收刺激器,另一个是要插入到耳蜗中的电极阵列。接收刺激器的"葫芦肚"是一个硅胶包裹着的电感线圈,靠着电磁耦合,将体外头件发来的射频编码信息接收下来,而"葫芦头"的部分则是将编码信息解码转换为电刺激信号,根据言语编码策略通过电极阵列去刺激耳蜗内的听神经末梢。

301. 人工耳蜗电极阵列的作用是什么?

电极阵列的长度大致对应于耳蜗底回到第二回甚至顶回的长度,分布着彼此绝缘的十几个到二十几个电极。电极阵列的设计遵循着耳蜗频率分析的部位编码机制,蜗底的电极传输高频频段的信息,而蜗尖的电极传输低频频段的信息。电极阵列的作用是:通过不同部位的电极,将编码特定频段声波的电刺激信号施加给耳蜗特定部位的听神经末梢及蜗轴内的螺旋神经节(它是听神经元的胞体);多个受到刺激的听神经元,沿着听神经及其后的听觉神经传导通路,将声信号传达给大脑的听觉中枢,产生听觉。

302. 什么是人工耳蜗的言语编码策略?

它决定了声音在处理器中如何被编码处理,又怎么传递到植入体的电极,在处理过程中有多少原声信息被保留或被丢失。早期主要关注言语信号的编码,但近年来已拓展致声音处理策略。声音处理策略尽管看不见、摸不着,但它对人工耳蜗使用者的效果起到了司令部的作用。不同的人工耳蜗产品采取了不同声音处理策略,但基本上都是基于 20 世纪 90 年代发展的连续间隔材料策略。

303. 宝宝什么时候进行人工耳蜗植入手术最好?

目前认为,在进行了系统的听力评估后,人工耳蜗植入的最佳年龄为 12 月龄 ~5 岁。语前聋患者手术植入时的年龄越小,效果越佳。这可以最大限度地在大脑的言语－语言中枢发育的关键期前,拓展言语和语言技能的潜力,避免听感知剥夺现象的发生。但是根据不同病情(比如罹患脑膜炎的儿童),有些儿童植入年龄可以更小,但要特别预防麻醉意外、失血过多、颞骨内外面神经损伤等并发症。目前不建议为小于 6 月龄的患儿植入人工耳蜗。6~12 月龄患儿接受耳蜗植入时,要求其体重 ≥ 8kg。

304. 儿童植入人工耳蜗的适应证有哪些?

(1)双耳重度或极重度感音神经性听力损失。中华医学会制定的《人工耳蜗植入工作指南(2013)》给出了具有可操作性的主观和客观听力学评估指标。客观听力学标准为:ABR 反应阈值 > 90dB nHL,40Hz 听觉事件相关电位反应阈值 >100dB nHL,听性稳态反应 2 000Hz 及以上频率阈值 > 90dB nHL;耳声发射双耳均未通过。主观听力测试:行为测听裸耳平均阈值 > 80dB HL;助听听阈 2 000Hz 以上频率 > 50dB HL。美国食品和药物管理局(FDA)还规定,

12～24月龄儿童的感音神经性听力损失程度须达到极重度水平(即未助听时纯音平均听阈≥90dB HL),≥2岁儿童的听力损失程度达到重度水平。

(2)植入年龄通常在12月龄～6岁,大于6岁的儿童需要有一定的听力语言基础。

(3)最好佩戴3~6个月优化后的助听器听力康复训练后听力改善不佳,则应考虑转而植入人工耳蜗。

1)<2岁的儿童若仍未出现一些标志性的听觉发展迹象。

2)≥2岁儿童的助听后言语识别率、开放项(若可行)单字或双音节词的正确识别率<30%,或闭合式双音节词得分≤70%,确认患儿不能从助听器中获益。

3)2 000Hz及其以上频率的助听听阈在言语谱范围之外。

(4)无手术和其他禁忌证。

(5)家庭具有改善孩子听力的强烈愿望以及对人工耳蜗的恰当的期望值;良好的家庭支持和家庭语言输入环境。

(6)针对儿童患者需要一套完整的听力语言康复教育计划。

305. 学龄儿童（6～18岁）符合什么条件时应植入人工耳蜗?

(1)语后聋患者,指在有口语和语言学习经验之后发生的听力损失。

(2)双耳重度或极重度感音神经性听力损失(行为测听裸耳平均阈值＞80dB HL)。

(3)自幼有助听器佩戴史、听力或言语训练史的语前聋儿童,但助听器无效或效果很差,在助听优化条件下儿童短句测试识别率≤50%,非植入侧≤60%。

(4)可利用口语／听觉交流或唇读交流。

(5)具体禁忌证内容参考第306问。

(6)有家庭和朋友的支持,本人强烈希望回到有声世界,并具有良好的心理素质。

(7)有良好的文化知识获得环境。

(8)植入者本人和／或监护人对人工耳蜗有正确的认识和恰当的期望值。

306. 人工耳蜗植入禁忌证有哪些?

(1)耳蜗及听神经因素:耳蜗完全缺失和内耳道的严重狭窄。

(2)中耳感染因素:化脓性中耳炎发作期。

(3)颞骨骨折致耳蜗结构严重受损。

(4)严重精神、智力、行为、心理障碍,无法配合听觉言语训练者。

(5)癫痫频繁发作不能控制。

(6)其他外科手术的常规禁忌证。

307. 人工耳蜗植入有风险吗？具体会有哪些风险？

人工耳蜗手术发展到今天，已经成为一种常规手术，基本上对孩子没什么损伤，术后不会影响到孩子头颅及耳郭的发育和美观。但只要是手术，就会有一定的风险。除去麻醉风险之外，人工耳蜗植入的风险与其他耳鼻咽喉科常见中耳手术并无差异。从理论上来讲，人工耳蜗植入手术中有可能损伤面神经，但如果解剖结构正常，手术医师经验丰富，这种风险将会很低；耳科医师还普遍意识到低龄儿童开展植入手术时的麻醉意外、失血过多、颞骨内外面神经损伤等风险；如果患者耳蜗严重畸形（如共同腔畸形）同时合并内耳道底骨质缺损，则有可能发生脑脊液漏；另外术后可能出现的风险是耳鸣和发生眩晕。也有极个别的情况发生植入体感染，需要再次手术。

308. 人工耳蜗植入术后开机时应准备哪些资料？

调试人员应通过参与手术过程或阅读手术记录，来了解手术情况：包括人工耳蜗的品牌、植入体型号、言语处理器型号、电极插入的深度，是否有耳蜗损伤，损伤程度。病人术后应常规拍许氏位 X 线片观察电极插入情况。调试人员还应了解患者的病因、病程、助听器佩戴史、接受听觉康复训练情况及是否有任何特殊情况等。如患者术后不在手术医院开机，医院应把这些材料转给相应的调试人员。

309. 人工耳蜗植入术后应该何时进行术后调试？

在人工耳蜗植入术后，患者手术伤口需要愈合，大约在术后 1 个月返回医院，手术伤口拆线，并同期由专业的听力学人员为患者开机，即启用人工耳蜗体外设备并对系统进行调试。近来也有早开机的趋势，比如在术后当天或出院前开机。开机后患者需定期由专业人员对人工耳蜗进行调试，一般开机后的第 1 个月内调机 1 ~ 2 次,之后调机师会根据不同患者的反应确定下次的调试时间,在开机后的一年内一般需要调整 5~6 次,并建议在开机后 3 个月、6 个月、12 个月进行听力言语评估。开机 1 年之后,每半年或 1 年调试一次即可。

310. 人工耳蜗术后调试的内容有哪些?

(1)电极完整性测试:通过电极阻抗测试等方法了解。

(2)声音编码策略选择:根据不同产品和患者自身的个体差异性,选择适当的声音编码策略。

(3)刺激电流级的确定:确定"T 值"和"C 值"(有的品牌也称为"M 值"),即阈值及舒适级。电极间响度平衡测试、电极扫描测试等。并将调试结果现场实际启用,确定患者使用情况后存入相应的程序中。

(4)指导患者或其家属如何适应、使用和更换程序或其他的声音设置。

311. 影响人工耳蜗效果的主要因素有哪些?

重度或极重度听力损失的时间、病因、病程,耳蜗及听神经发育的情况,植入年龄,是否有助听器佩戴史,术前言语 – 语言水平,教育环境以及社会和家庭支持情况,对人工耳蜗合理的期望值等。

312. 人工耳蜗的使用效果如何?

人工耳蜗植入患者的听力一般可以补偿到 30~40dB HL,与正常社会交往所需的实用听力水平非常接近,通过一段时间的适应或练习,可以达到能听会说的效果。这对于语前聋的儿童尤为重要,是改变一生的选择。当今人工耳蜗技术的发展,使越来越多的植入者不仅能正常交流,而且能使用电话、欣赏音乐,在嘈杂环境中的听音效果也越来越好。言语和听觉康复对获得满意的人工耳蜗使用效果至关重要,许多儿童植入者通过人工耳蜗听到声音并进行康复训练,能按照儿童语言发育的自然规律,以听觉有效带动言语－语言的培养和建立,进入正常学校就读,真正回归有声世界。

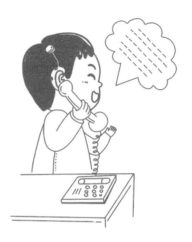

313. 人工耳蜗植入后的疗效肯定吗?

目前通过国家市场监督管理总局审批的各种类型的人工耳蜗,只要适应证及禁忌证掌握恰当并辅以正确的康复教育,都能在不同程度上帮助重度－极重度听力损失患儿,在听觉言语方面取得长足进步。比较肯定的疗效有:

(1)提高了患儿对环境声及言语声感知的能力。

(2)帮助患儿实现了言语、语言的发育。

(3)部分患儿的耳鸣可能得到一定程度的缓解。

但人工耳蜗植入的疗效有着很大的个体差异,这与患儿术前的病因、病程、听力言语认知水平以及家庭和社会支持等,都有着密切的关系。

314.人工耳蜗植入后宝宝马上就会说话吗？术后需要做哪些工作以达到最佳康复效果？

人工耳蜗的植入是通过听力重建的方式帮助孩子解决"听"的问题。孩子确实能听到声音了，但并不代表孩子就能够理解所听到的声音。听懂并说出正确的语音，是需要大量的语音输入和反复的模仿练习才能实现的。就像我们一名听力正常的成年人，置身于国外另一种语言环境中，怎么可能一下子就听懂外语呢？对于植入了人工耳蜗的儿童，只有经过专业的听觉语言康复训练，才能真正做到能听会说，像正常孩子一样学习和生活，这是植入人工耳蜗的最终目的。

每隔一段时间都需要对人工耳蜗进行调试，调试的时间间隔需要根据每个孩子的具体情况而定，包括孩子使用人工耳蜗装置后对声音的反应，以及患儿自身听力情况的变化。

四 听力损失康复专题

315.患儿康复教育为什么要及早进行？

0~3岁是儿童大脑发展最快时期，也是学习语言最关键的时期。6岁以前（含6岁）是最佳期。如此时发生听力损失，则严重影响儿童的听觉、言语发育以及其他方面的发展。尽早使用合适的助听器（或人工耳蜗），使听力损失儿童在言语发育期就接受各种声音、言语的刺激，并接受科学的康复训练，听力损失儿童的各方面发展才会接近正常儿童，康复的质量也才会提高。因此，尽早发现听力损失，尽早明确诊断、尽早使用合适的助听装置，就为进行康复训练赢得了儿童语言发展宝贵的"窗口期"，起到事半功倍的效果，因此这就引出了听力损失儿童康复中重要的"三早"原则。

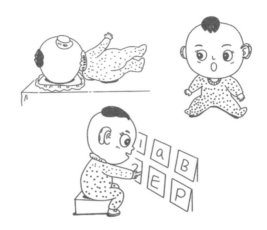

316. 患儿康复教育中的"三早原则"是什么？

1～6岁是语言发育的关键时期，如果能在1岁前、甚至出生后几个月时就发现孩子存在听力损失，及时为孩子配戴合适的助听器，孩子康复的可能性会大大增加。所以，应大力提倡"三早原则"，即：实施新生儿听力筛查项目，早发现儿童疑似的听力损失；尽早利用主客观儿童测听方法，实现早诊断；早干预，即配戴助听器，对听力损伤较严重的应尽早植入人工耳蜗，并开展听力语言训练。只有这样，才能使患儿聋而不哑，以减轻家庭和社会负担。

317. 患儿应在何时配戴助听器或植入人工耳蜗并进行语言训练？

对于听力损失儿童，我们强调"三早"原则，即早发现、早诊断、早干预。我国民间流传一句谚语"贵人语迟"，此处的"语迟"是指"经过深思熟虑后再说话"；将其误解为开口说话晚的儿童必然大富大贵，则完全是不正确的观念。当家长发现孩子听力不好时，要及时到专业机构进行诊断。如果是传导性听力损失，治疗及时，听力多可恢复；如果是感音神经性听力损失，听力多不易恢复,只有通过人工听觉装置才能解决听力的问题。

早期配戴助听器,是指在半岁以前或听力损失3个月左右,就为听力损失儿童选配合适的助听器。这是因为儿童学习语言有其最佳时期,主要表现为三个阶段:

(1)第一阶段:发生在幼儿出生的8~10个月,它是婴幼儿理解语言意义的关键期。

(2)第二阶段:发生在1岁半左右,它是婴幼儿口语发展的关键期。

(3)第三阶段:发生在5岁半左右,是幼儿掌握汉语语法、理解抽象词汇及综合语言能力开始形成的关键期。

而之后7~12岁大脑的可塑性明显减低,12岁以后就逐渐接近成人,因此对听力损失较早但过了12岁后才配戴助听器的患儿,绝大多数病例都无法成功实现言语康复。所以尽早配戴助听器或植入人工耳蜗对言语发育尤为重要。

318.患儿使用助听器或人工耳蜗进行言语康复的要领是什么?

儿童期的听力损失必将影响言语和语言能力的建立和发展。目前国内外听力学专家和言语病理学家普遍建议对听力损失儿童采用听力言语康复训练,其最重要的原则就是:尽早配戴助听器,接受合适的声音刺激,并开始长期的、坚持不懈的听力言语康复训练。

听力言语康复训练应该从"听"出发,利用家中或语训中心各种自然场景帮助孩子通过聆听发展口语。坚持"由浅入深,由易到难,由少到多,由短到长"的方式。通过儿童感兴趣的游戏方式让他们学习语言,康复中需要多次复现,重复所学的内容、巩固康复结果。

在有条件的地方,应让听力损失儿童进入听力语言康复中心。每日定期、系统地训练,一般至少需坚持一两年不间断的训练。当孩子初步掌握语言能力时就应进入聋健合一的融合教育班级或普通学校,与正常听力儿童共同学习生活,这样可使他们的发音能力、语言理解和表达能力获得迅速提高,最终成为正常社会活动中的一员。

成功的关键还在于亲友真正掌握听力语言训练要旨,时刻进行家庭训练。因为听力损失儿童和正常儿童一样,家庭和父母的口语教育是获得语言交往能力的第一步。

让孩子投入社会,接触大自然,化解部分人群的误解、歧视和偏见并得到全社会的帮助,也是听力损失者获得语言能力的要素。

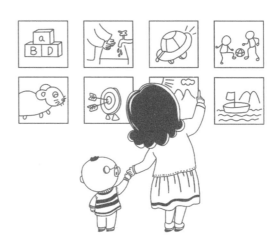

319. 患儿家庭如何早期训练听力损失儿童，建立良好的用耳习惯?

听力损失儿童家庭应培养其良好的用耳习惯:家长要有意识地进行引导,用多种方法让听力损失儿童去听不同的声音,以引起他的兴趣。比如家长可以将耳朵贴在收音机前,一边听声音,一边呈现出一种愉快的表情,孩子见到后,他会模仿并将戴助听器或人工耳蜗的耳朵凑过来,这时家长可有意识地选一些儿歌,音量可适当放大,以引起他对声音的注意。

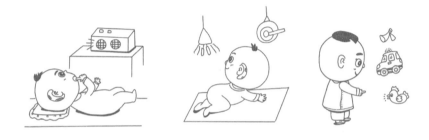

听力损失儿童刚戴上助听器或人工耳蜗的前半年,是进行这种听觉训练的最佳时机。家长可将一些通俗的儿歌唱给孩子听,重复次数越多越好,一边唱,一边随着节奏打拍子。再次唱时,你应与孩子随着音乐同时打拍子,鼓励孩子咿呀作声,可先唱歌,再读歌词,声调要变化,语音要缓慢、清晰。反复训练后,孩子如果已经习惯了听这首儿歌,他可能知道或不知道下面的词,你可提示几个词,然后停顿,让孩子补充余下的词,先鼓励他说话,再慢慢纠正。 又如在家里用粉笔在地上画几个方格,家长在孩子后面吹口琴或敲一下陶罐、鼓等可发声物品,让孩子每听到一次声音就跳一格。较小的孩子可先由父母领着做几遍。还可用几个小凳子排成一条线,让孩子听到声音移过来坐第2个凳子,再听到声音移过来坐第3个凳子,等。也可在睡觉前或吃饭时,父母趁孩子不注意时叫孩子的名字,引起他的注意,并对孩子的回头或"哎"给予愉快的奖励,不要试几次没有反应就放弃对孩子的训练,最好把这种训练纳入日常生活的各个环节,如端给孩子一碗饭时,反复说"饭、饭";当他口渴时,当他眼睛盯着你给他倒水时,反复说"水、水、水",这样反复训练,不但利用了听觉,而且逐步形成了"水""饭"这些声音与实物之间的联系,也就形成了听觉概念。久而久之,当他口渴或饿时,启示他说水或饭,而不是用手来指嘴和肚子。

320. 患儿家庭应如何制订康复训练计划?

家庭康复训练的任务是根据孩子的生理和心理特点进行科学培养,使他/她在德、智、体、美等各方面得到全面发展,补偿听觉和言语方面的缺陷,促进身体和心理的和谐发展,为正常进入小学打下良好基础。因此在制订计划时,要考虑以下几方面:

促进孩子身体正常发育和功能的协调发展,培养良好的生活、卫生习惯和独立生活能力,保护残余听力,发展视觉等感觉功能,形成和发展言语。同时教给孩子生活中的粗浅知识、技能,培养对周围环境的正确认识、发展认识事物的初步能力,加强动手能力的训练,以促进智力更好地发展。

家庭训练计划要遵循全面康复的原则,不仅要重视听觉训练、发声训练和言语训练,还要加强孩子的智力开发、身体技能锻炼与协调性发展。在训练中要根据孩子生理、心理发育的特点,在孩子听力、智力、言语适合的状态下选择训练的内容、方法和形式,引发孩子的兴趣,把训练融于游戏和各种活动中。

为孩子创造良好的语言环境,让孩子多听、多说、多与人交往,增加言语学习的机会。在训练中要大量运用实物、图片、玩具以及生动形象的示范、手势、表情,帮助孩子对所学内容充分理解。训练内容要由浅入深,由易到难,由具体到抽象,由部分到整体地进行安排。

此外,对所学过的内容要经常复习,反复应用,避免遗忘,并引导孩子在生活中运用和巩固。

321. 怎样简易评价儿童配戴助听器或人工耳蜗后的听力补偿效果?

由于儿童不具备成人那样的认知能力,不能像成人一样自主地说助听装置的效果是否合适,所以对于不同阶段的听力损失儿童,应该通过观察其对声音的行为反应来评价助听器的补偿效果。

(1)3月龄内的婴儿可以通过观察听到声音后出现的身体抖动、眼睑开闭、呼吸节奏改变、吸吮动作的停止等听性反射现象来了解。

(2)4~6月龄的婴儿,有了声音定位的能力。给予一定强度的声音刺激,若能主动寻找声源,就说明能够听到,根据所能听到的声音的大小,可以粗略判断助听的效果。

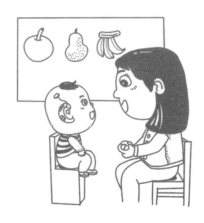

（3）6 月龄以上的儿童，经过一定时间的训练，就可以用视觉强化测听或游戏测听的方法来判断助听器的效果；3 岁左右的儿童，可以通过言语测试的结果来评价助听器或人工耳蜗的效果。

值得指出的是，刚配戴助听装置的儿童，对声音反应的敏锐度有一个逐渐提高的过程，这个过程的长短因人而异，不能因为没有出现"立竿见影"的效果而丧失信心。

322. 怎样帮助听力损失儿童进行助听器和人工耳蜗的适应性训练？

适应性训练是听力损失儿童佩戴助听装置后听到声音、进而得到与人交流的能力并最终融入社会的关键一环。在这一阶段，培养听力损失儿童的聆听兴趣至关重要。听力损失儿童初戴助听器，佩戴时间应该由短到长，佩戴环境应该由静到闹。首先要在比较安静的房间听一些玩具声、动物拟声词、乐器声等简单的声音；然后可安排听力损失儿童在室外等公共场所聆听声音，观察其听性反应及对哪些强声有不舒适的感觉，家长要认真记录，反馈给专业人员。家长通过对听力损失儿童一段时期佩戴效果的观察，应该可以得出结论：听力损失儿童能否察知测试音的有无，能否相应地做出动作反应。听力损失儿童通过助听器适应性训练后，专业人员可通过家长的反馈对听力损失儿童助听效果进行评估。

323. 要经过多长时间的语言训练患儿才可以"能听会说"呢？

儿童的语言习得过程遵循着从简单到复杂这一基本规律，任何儿童学习语言都必须遵循这个自然规律，循序渐进地逐步发展。波拉克关于"听"与"说"的阶段划分研究，很好地描述了儿童从出生到 6 岁有声语言的习得和发展的历程：

听：听觉察知→听觉注意，听觉定位→听觉辨别，听觉反馈→语音识别，听觉记忆→听觉定序，听觉加工→理解 →高级理解。

说：哭→咕咕语，微笑→放声笑，发声→咿呀学语，模仿发音→行话，简单词→叠词，词组→句子，父谈→近乎完美语法。

孩子的语言发育需要持续很长一段时间，所以语训至少应坚持一年以上。此后可根据孩子的听力状况、补偿后的听力情况和言语掌握的具体情况，决定是否继续进行语训（部分听力障碍者的语训可能要持续终身）。

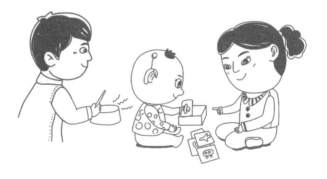

324. 患儿家庭如何早期训练听力损失儿童辨别声音？

听力损失儿童家庭应训练听力损失儿童学会对不同声音的分辨，如听到"喔、喔、喔"，要让他能知道是公鸡叫，"嘟、嘟、嘟"是汽车声，"铃、铃、铃"是自行车声。这对孩子残余听力的开发和利用有着很重要的意义。家庭训练辨别声音时，可将鸡、狗、猫等小玩具或卡片放在孩子面前，然后家长在背后学动物的叫声，每次只学一种动物的叫声，如公鸡叫，让孩子辨别是什么动物在叫，并拿起卡片，拿对了就给孩子奖励。也可将这个游戏换成写有 a(啊)、o(喔)、e(鹅)或 1、2、3、4 的小纸片,父母在孩子背后读,让孩子选择纸片。通过这样一段时间的听觉训练,孩子听觉注意就会逐步提高。家长在训练孩子时,还要结合实际灵活运用,并注意以下几个方面:①万事开头难,听力损失儿童刚开始训练时,许多地方不习惯,以致效果不理想,甚至开始几次没有反应,这都是正常的,不要放弃训练。家长要有耐心和毅力,不要怕失败。②教学内容应尽量选孩子有兴趣的事物,以提高他的学习积极性。③尽量采用直观形象的教学办法,充分发挥听力损失儿童残余听力的功能。④儿童有记得慢、忘得快的特点,所以重复教学十分重要,要有计划地反复温习所学过的内容,在听觉训练的同时,保护好听力损失儿童的残余听力,以最大限度开发听力,以实现语言康复。⑤注意在孩子反应时需要给孩子思考的时间,不要急于求成,学会等待。⑥注意训练内容的整合性和计划性,使训练内容具有一定的连续性,便于孩子理解和掌握。

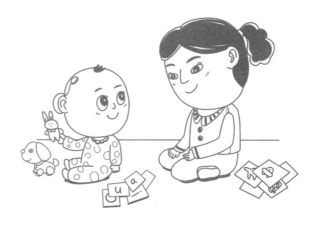

325. 配戴助听装置后患儿家庭应掌握什么内容?

当多次听力检查确认了婴幼儿听力损失的程度和类型后,配戴助听器或植入人工耳蜗的同时,应开始对患儿及其父母进行培训。要求父母最好携患儿一起参加学习讲座。通过学习,让父母掌握有关听力损失的基本常识以及助听器或人工耳蜗的结构和护理常识,掌握如何管理听力损失儿童的助听器或人工耳蜗,日常生活中如何与孩子接触,如何培养听力损失儿童的聆听能力和表达能力,如何用发展的眼光去看孩子的干预效果,等。平时要求父母对患儿的听觉及言语发育作观察记录,包括助听前后孩子情绪的变化、对声音的反应、理解能力及模仿能力等。

326. 家长与患儿交流时应注意什么?

已查明听力损失的孩子,因为具有不同于听力正常儿童的生理特点,在康复过程中患儿家长应注意以下几点:

(1)尽量与听力损失儿童面对面地交流,在训练的前期应避免在高噪声环境中与听力损失儿童交流。训练听力损失儿童在与人交流时,要能注意观察对方的面部表情和手势。记住:眼睛可帮助儿童理解语义。

(2)在饭店或商场等噪声环境下要背对着噪声源,不要一边吃东西或嚼口香糖,一边与听力损失儿童讲话,尽量发声清楚、准确,语速要慢。

(3)首次交谈时可从简单的单字开始,耐心纠正他们的发声,经过反复练习达到发音准确的目的。

(4)不断鼓励孩子发声,帮助他们获得与人对话、交谈的信心。康复过程中耐心、谅解最为重要,不要操之过急。

327. 患儿康复训练后可以在普通小学就读并可以像正常孩子一样融入社会吗？

孩子在经过系统的听力语言康复训练后是否可以进入普通小学就读，要根据孩子听力补偿的方式、补偿后的听力水平以及语训后语言的发展状况来决定。如果经过康复训练，孩子的言语水平能达到与正常人自如交流的水平，且听力补偿后对言语声的分辨、理解没有障碍，就可以随班就读了；反之，还应继续进行语言训练或根据实际情况进入聋校。

328. 配戴助听器后言语识别率测试的结果如何评定？

在安静房间里，用正常音量的言语声对正常听力儿童施测，其言语最大识别得分应等于或大于90%。所以，对于配戴助听器后的效果评价分为四个等级：言语最大识别率得分小于44%为"看话"助听效果；大于70%为"较适"助听效果；大于80%为"合适"助听效果；大于等于90%为"最合适"助听效果。

329. 如何通过言语测试的结果来评估听力水平？

通过对言语测试能力来评估听力水平：

- 正常：能分辨5m外的言语声。

- 轻度听力损失：谈话距离不能过大，通常在3~4m。

- 中度听力损失：可在1m内谈话。

- 重度听力损失：仅能听到叫喊声，不能独立完成言语对话交流，需借助放大装置。

- 极重度听力损失：即使大声呼喊，也听不到。

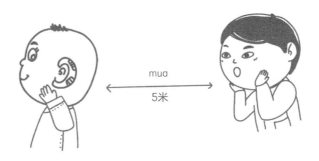

330. 在听力筛查和医学评估中，婴幼儿及其家庭有哪些基本权利和义务？

听力筛查和医学评估乃至治疗干预的过程中，婴幼儿及其家庭享有的基本权利和义务有：

（1）父母、抚养者和监护人具有接受或拒绝上述全过程的权利。

（2）父母、抚养者和监护人具有了解上述程序内容及其作用的权利。

（3）父母、抚养者和监护人具有获得检查结果和阶段性进展结果的权利。

（4）父母、抚养者和监护人具有提供妊娠期、产时、产程和产后保健信息的权利和义务。

（5）父母、抚养者和监护人具有参与听力干预、言语－语言康复过程的权利。

（6）父母、抚养者和监护人具有对上述程序全过程中出现的无意损伤、伤害，有提出质疑或者赔偿的权利。